La sanità assicurata
dalla pandemia alla guerra in Europa

Claudio Grotti

LA SANITÀ ASSICURATA

Il design di copertina è stato realizzato utilizzando assett di Freepik.com
Editor e grafica Massimiliano Grotti

Copyright © 2023 Claudio Grotti

Tutti i diritti riservati.
Codice ISBN: 9798388347527

DEDICA

Dedico questo libro a tutti i medici, infermieri e operatori socio-sanitari che ogni giorno dedicano la loro vita per la salute altrui.

CONTENUTI

Ringraziamenti   pag. 1

Introduzione   pag. 3

Parte Prima – Pillole Assicurative   pag. 7

Ti prescrivo una "terapia"   pag. 8

Pillole Assicurative #1   pag. 9

Pillole Assicurative #2   pag. 10

Pillole Assicurative #3   pag. 12

Pillole Assicurative #4   pag. 13

Pillole Assicurative #5   pag. 14

Pillole Assicurative #6   pag. 16

Pillole Assicurative #7   pag. 17

Pillole Assicurative #8   pag. 19

Pillole Assicurative #9   pag. 20

Pillole Assicurative #10   pag. 21

Pillole Assicurative #11   pag. 23

Pillole Assicurative #12   pag. 24

Pillole Assicurative #13   pag. 25

Pillole Assicurative #14   pag. 26

Pillole Assicurative #15   pag. 27

Pillole Assicurative #16   pag. 29

LA SANITÀ ASSICURATA

Pillole Assicurative #17	pag. 30
Pillole Assicurative #18	pag. 31
Pillole Assicurative #19	pag. 33
Pillole Assicurative #20	pag. 34
Pillole Assicurative #21	pag. 36
Pillole Assicurative #22	pag. 38
Pillole Assicurative #23	pag. 40
Pillole Assicurative #24	pag. 43
Pillole Assicurative #25	pag. 45
Pillole Assicurative #26	pag. 47
Pillole Assicurative #27	pag. 49
Pillole Assicurative #28	pag. 51
Pillole Assicurative #29	pag. 53
Pillole Assicurative #30	pag. 56
Parte Seconda – Le 10 Domande	pag. 59
Per ogni cosa una domanda	pag. 60
Domanda N. 1	pag. 63
Domanda N. 2	pag. 64
Domanda N. 3	pag. 66
Domanda N. 4	pag. 67
Domanda N. 5	pag. 69
Domanda N. 6	pag. 71

LA SANITÀ ASSICURATA

Domanda N. 7 — pag. 72

Domanda N. 8 — pag. 73

Domanda N. 9 — pag. 75

Domanda N. 10 — pag. 76

In sintesi — pag. 77

Parte Terza – Il Decreto Attuativo — pag. 79

Un primo passo — pag. 80

Le novità più importanti articolo per articolo — pag. 82

Cosa porterà il decreto — pag. 87

…Permettetemi una critica… — pag. 88

Parte Quarta – Tutela Legale — pag. 89

Introduzione alla Tutela Legale — pag. 90

La Tutela Legale e la Pandemia — pag. 93

Parte Quinta – Il rischio cyber — pag. 95

Cybercrime – Le origini — pag. 96

Cybercrime in sanità — pag. 99

Cybercrime, Smart Working e Covid-19 — pag. 101

Come risolvere — pag. 103

LA SANITÀ ASSICURATA

Parte Sesta – La sanità integrativa	pag. 105
Il contesto di riferimento	pag. 106
La sanità integrativa	pag. 108
Fondi Sanitari	pag. 110
Le Compagnie di Assicurazione	pag. 111
Le Polizze Sanitarie	pag. 113
Le Polizze Malattia	pag. 115
Le Società di Mutuo Soccorso	pag. 117
Le differenze	pag. 119
Parte Settima – La RC degli amministratori, sindaci e dirigenti	pag. 121
Introduzione alla RC degli amministratori e quadri	pag. 122
La copertura D&O	pag. 125
La D&O nel contesto pandemico	pag. 128
Parte Ottava – Appendici	pag. 131
Decreto Balduzzi	pag. 132
Legge Gelli – Bianco	pag. 166
Decreto 2 Agosto 2017	pag. 181
Decreto 29 Settembre 2017	pag. 186
Report Conferenza Stato – Regioni	pag. 190
Conclusioni finali	pag. 209

LA SANITÀ ASSICURATA

Sitografia e fonti bibliografiche   pag. 213

Sitografia   pag. 214

Fonti Bibliografiche   pag. 216

Informazioni sull'autore   pag. 218

RINGRAZIAMENTI

Ringrazio di cuore tutti coloro che hanno creduto in me e nel progetto *Medmalinsurance*. Grazie alle loro parole mi hanno spronato e incentivato a continuare il mio lavoro. In particolare, ringrazio il mio amico e collega Riccardo che sempre mi è vicino con il suo grande ottimismo e la continua fiducia che ripone nella mia persona, Gloria per la sua solarità e dolcezza che riesce a donare luce anche nei momenti più bui, Greta che con poche e semplici parole riesce ad arrivare al cuore della gente e Isabella per la sua vicinanza e amicizia. Ringrazio, inoltre, l'azienda per la quale lavoro, che mi permette di dare lustro alla mia attività, una grande famiglia fatta di uomini e donne e poi di grandi professionisti del settore assicurativo. Per ultimo, ma non meno importante, ringrazio i miei figli, Chiara, Andrea e Benedetta, che sono sempre nel mio cuore e rappresentano il motore della mia totale esistenza; mia moglie Maria Pia che riesce sempre a trovare il lato buono delle persone prima fra tutti proprio suo marito, i miei genitori che mi hanno trasmesso la passione e l'amore per la cultura e mio fratello Massimiliano, perché senza di lui i miei libri non esisterebbero.

LA SANITÀ ASSICURATA

LA SANITÀ ASSICURATA

INTRODUZIONE

In questo momento storico particolare in cui il nostro Paese versa in una realtà mai affrontata prima, in cui si riscoprono i valori della vita ma ci si scontra ogni giorno con una crisi economica senza precedenti, ho deciso, attraverso questa pubblicazione, di fare una sintesi di tutti, o perlomeno i più evidenti, rischi assicurativi presenti nel mondo sanitario.

Abbiamo saputo apprezzare attraverso le cronache tutti gli sforzi che il "fronte bianco" ha dovuto attraversare durante la pandemia. Eppure, nonostante i sacrifici del personale medico-sanitario, le polemiche hanno saputo trovare spazio anche in un momento delicato per tutta l'umanità, trasformandosi successivamente in inevitabili casi di malasanità da gestire nelle aule di tribunale.

Esatto! I pericoli dei "nuovi eroi" non sono nascosti solo in un vetrino di un microscopio, in un ventilatore, in una terapia intensiva, si celano anche dietro le parole.

Sembra strano, vero? Dietro le parole?

Il linguaggio scritto, quello normativo, è un linguaggio ermetico che sancisce con rigide definizioni, articolate e complesse, le leggi Italiane. La Responsabilità Civile Professionale degli operatori del comparto sanitario, purtroppo, non è mai stata esente da interpretazioni, nonostante, nel corso del tempo sia stata regolamentata da più norme. Norme che hanno dato alla luce a così tante sentenze da non avere più una verità assoluta ma miriadi verità relative da applicarsi in casi specifici sempre differenti tra loro.

Proprio in questo dedalo di parole, i *camici bianchi* si trovano costretti ad abbandonare la capacità di giudizio e di applicazione di quel giuramento di Ippocrate, che ne identifica la vera e propria divisa d'ordinanza. La preoccupazione di ricevere richieste di risarcimento danni dai propri pazienti o denunce di danno erariale per colpa grave dai propri datori di lavoro (nel pubblico e nel privato) ha annebbiato la vista di molti, facendo calare sui loro occhi la cataratta della cosiddetta "Medicina Difensiva".

Nonostante le accese proteste da parte delle varie associazioni di categoria e di specializzazione e l'intervento normativo dell'ultima Legge (L. n. 24 del 08/03/2017)[1] poco e nulla è cambiato rispetto a prima. Il problema? Naturalmente riconducibile alle dinamiche della politica che, nel susseguirsi di cambi di governo, lascia incompiute le opere dei precedenti esecutivi privando dei decreti di attuazione impianti normativi come la Legge Gelli-Bianco.

Di fatto, diamo a Cesare quel che è di Cesare, qualche decreto è anche uscito ma non è servito a molto visto che il più importante e significativo è stato portato, prima, alla Conferenza Stato-Regioni e successivamente bocciato dal Consiglio di Stato.

Nonostante siano passati più di sei anni dall'uscita della Legge che avrebbe dovuto dare una svolta alla Responsabilità Civile Professionale del settore sanitario pochi sono stati gli obiettivi raggiunti rispetto a quelli che si era prefissati di avere.

I medici sono in corsia, e con loro, gli infermieri e gli operatori sociosanitari, in una situazione di emergenza mai affrontata prima, senza i giusti dispositivi di sicurezza né protocolli (tranne in alcune strutture già attrezzate ad affrontare le malattie infettive) e il Sistema Sanitario Nazionale, già frantumato, rasenta il collasso.

La pandemia non è mai finita e, molto probabilmente, non finirà mai, è stata solo il trampolino di prova, uno stress test di quello che potremmo o dovremmo affrontare nel futuro. Purtroppo, non si può immaginare una comunità mondiale come la nostra immune alle malattie, di conseguenza, si dovrebbe iniziare a pensare a un Servizio Sanitario Nazionale sempre più preparato, formato e rifornito per poter affrontare i più improbabili scenari che il futuro potrebbe palesarci.

…e non si finisce di sgombrare il campo dalle macerie lasciate dal COVID che subito dopo giunge la Guerra!

Mi propongo, con questo libro, di fornire un compendio di nozioni, un manuale dei rischi in sanità, non solo nel campo della Responsabilità Civile. Un manuale snello e di facile lettura che possa essere utile a professionisti, dipendenti del settore sanitario, agli imprenditori e, perché no, anche agli intermediari assicurativi ad approcciarsi al tema e ad ampliare la conoscenza su questo delicato argomento, che negli ultimi anni è stato stravolto da nuove norme, sentenze, confronti e accesi dibattiti.

Leggendo queste pagine, *in primis*, ricostituirai la tua conoscenza in materia assicurativa attraverso una cura di 30 pillole[2] da "prendere" una al giorno per un mese. Subito dopo ripasseremo insieme le 10 domande più

---

[1] v. pag. 166
[2] v. pag. 7

LA SANITÀ ASSICURATA

frequenti da porsi prima dell'acquisto di una polizza di Responsabilità Civile Professionale[3] esaurendo l'argomento con capitoli dedicati ad altri rischi poco conosciuti ma pur sempre rilevanti del mondo medico-sanitario.

Strettamente legato al precedente argomento, e non meno importante, avrai modo di conoscere la copertura assicurativa per il rimborso delle Spese Legali[4] con un particolare focus all'ambito Penale, soprattutto, alla luce delle circolari INAIL che hanno uniformato il contagio da COVID-19 negli ambienti di lavoro a infortunio e alla responsabilità penale del datore di lavoro.[5]

Nella parte centrale di questo libro affronterai un nuovo rischio, quello del Cybercrime,[6] che non affligge, purtroppo, solo il comparto sanitario ma tutte le attività imprenditoriali, anche quelle in forma autonoma, senza distinzione di natura, dipendenti e fatturato.

Nel penultimo capitolo, in virtù, del contesto storico che stiamo vivendo, che ci ha mostrato i limiti del Servizio Sanitario Nazionale, affronteremo l'argomento della Sanità integrativa.[7]

Bene, penso di essere stato abbastanza esaustivo e di averti dato una buona panoramica di quello che c'è da fare, direi che è ora di iniziare!

Volta pagina e buona lettura.

---

[3] v. pag. 60
[4] v. pag. 90
[5] v. pag. 93
[6] v. pag. 96
[7] v. pag. 108

LA SANITÀ ASSICURATA

PARTE PRIMA
PILLOLE ASSICURATIVE

TI PRESCRIVO UNA "TERAPIA"

Non voglio dilungarmi più di tanto sulla premessa a questa parte del libro, anche perché, come ti ho accennato nel precedente capitolo si tratta di una sorta di "prescrizione medica".

Dovrai assumere una pillola assicurativa al giorno per 30 giorni al fine di alimentare e/o ampliare le tue conoscenze in materia assicurativa, con un particolare focus sulla Responsabilità Civile Professionale.

È un'utile terapia, somministrata per fare chiarezza sulle basi della disciplina assicurativa, sulle figure che ne operano all'interno e soprattutto sulle clausole che si celano dietro righe e righe di condizioni di polizza e di normativi che regolano i contratti di assicurazione e che di solito fanno sorgere i più disparati dubbi e incertezze sulla scelta del miglior contratto da valutare ed eventualmente da acquistare tra quelli che il mercato nazionale e internazionale propone al consumatore finale.

È una terapia innocua, senza controindicazioni o effetti collaterali, una semplice vitamina per la conoscenza che ti consiglio vivamente di assumere, leggere e studiare. Se riterrai opportuno, potrai annotare a margine della pagina o su un block notes i tratti più salienti che riterrai opportuno memorizzare e che, in un secondo momento, ti occorreranno come base strumentale alla decodifica di ulteriori nozioni, definizioni e pratiche assicurative più complesse, descritte qui o nei testi di polizza che ti troverai a fronteggiare in futuro.

Affronterai questa crescita nozionale sulla base di livelli di difficoltà crescente sia dal punto di vista giuridico sia tecnico, ma non preoccuparti sarà facile come prendere una pasticca…

…e in fondo con un poco di zucchero…

PILLOLE ASSICURATIVE #1
IL BROKER DI ASSICURAZIONI

Il broker di assicurazioni è un consulente, un professionista indipendente, il cui compito è quello di mediare tra i propri clienti e le compagnie assicurative alle quali non è legato da nessun tipo di impegno.

Ha come obbiettivo quello di reperire sul mercato le soluzioni rispondenti alle esigenze dei propri assistiti.

Scegliere un broker assicurativo per la gestione dei rischi significa disporre sempre, non solo di un intermediario, ma di un *problem solver*.

Tutti i rischi proposti al broker seguono un processo di valutazione suddiviso in **identificazione**, **analisi** e **ponderazione del rischio**, processo proprio del *Risk Management*.

Tale processo, preliminare al trasferimento del rischio sul mercato assicurativo, permetterà al cliente di ottenere le migliori condizioni mettendo a confronto le proposte economiche delle diverse compagnie assicurative mantenendo costante il rapporto tra la correttezza del prodotto e il premio proposto.

PILLOLE ASSICURATIVE #2
IL MANDATO DI BROKERAGGIO

Come è stato spiegato nella scorsa pillola, il broker agisce innanzi le compagnie di assicurazioni in nome e per conto del cliente. Il mandato di brokeraggio è un atto formale che sancisce legalmente il rapporto fiduciario tra broker e cliente.

Tale documento permette al professionista di agire efficacemente per conto del cliente nei confronti delle compagnie e delle agenzie di assicurazione con le quali collabora.

Esistono vari tipi di lettere di mandato:

- **Esplorativo**, ad esempio, conferisce al broker il solo potere di indagine riguardo uno o più rischi da proporre per conto del cliente alle imprese di assicurazione. Alla fine di tale incarico il cliente deciderà o meno di affidare al broker la gestione piena e completa di uno, più o dell'intero portafoglio rischi mediante il mandato definitivo.

- **Definitivo** che a propria volta potrà essere:
    - di singolo rischio, se il cliente desidera far gestire al broker uno solo dei rischi presenti nel proprio portafoglio assicurativo;
    - generale, se il cliente decide di far gestire al broker l'intero portafoglio assicurativo.

Tutti i tipi di mandato possono essere con o senza **consulenza**, una clausola insita nel documento stesso, a facoltà di una delle parti che include, all'interno dell'accordo, un pagamento in denaro per la consulenza che il broker fornisce al cliente nell'espletamento del proprio incarico.

Ogni broker professionista richiederà al proprio cliente questo atto formale che è dovuto per svolgere in modo **etico** e **professionale** il proprio operato e per tutelare il rapporto fiduciario tra ambo le parti. [8]

---

[8] per maggiori informazioni https://aiba.it/norme-di-utoregolamentazione/

PILLOLE ASSICURATIVE #3
LE ASSICURAZIONI

Parliamo di assicurazioni e delle loro origini.

In diritto, la definizione di assicurazione è: un determinato contratto avente come oggetto la garanzia contro il verificarsi di un evento futuro e incerto (Rischio) generalmente dannoso per la propria salute o patrimonio.

Seppur lontani dall'attuale concetto di assicurazione, già nella preistoria l'uomo avvertiva la necessità di provvedere alla propria sicurezza, accumulando riserve di cibo per affrontare l'inverno o momenti difficili.

Subito dopo l'introduzione della moneta, un concetto di assicurazione molto più vicino al nostro inizia a emergere: nell'antica Grecia esistevano le "Eranoi", comunità che provvedevano alle spese funebri di famiglie bisognose, a Roma i "Collegia Tenuiorum" e per i soldati romani i "Collegia Militum".

Nell'Alto Medioevo le prime forme di mutuo soccorso, paragonabili a vere e proprie polizze di assicurazioni, furono rappresentate dalle "Gilde", che consentivano a gruppi di artigiani di tutelarsi dagli eventi infausti.

Nel corso del tempo, questo determinato contratto entrò a far parte del quotidiano attraverso le prime forme di assicurazioni obbligatorie, innanzitutto quella **previdenziale** (INPS) e quella sugli **infortuni sul lavoro** (INAIL) nonché la più blasonata RCA.

Attualmente le assicurazioni possono essere divise in due categorie:
- assicurazione contro i danni;
- assicurazione sulla vita.

Vedremo in seguito le peculiarità.

PILLOLE ASSICURATIVE #4
ASSICURAZIONE CONTRO I DANNI

Le assicurazioni contro i danni sono quelle classiche e più conosciute. Risarciscono la diminuzione del patrimonio dell'assicurato in relazione al verificarsi di un evento dannoso.

Tali contratti differiscono tra loro proprio in merito all'evento che vanno a garantire, ad esempio: la perdita, la distruzione e il deterioramento sono proprie dei danni a cose; la diminuzione o la totale perdita della capacità di produrre reddito fanno riferimento ai danni alla persona; la responsabilità dell'assicurato per i danni arrecati a terzi o alle cose di terzi sono proprie della responsabilità civile.

Fa parte di quest'ultima categoria la **Responsabilità Civile Auto**, assicurazione per la circolazione dei veicoli a motore obbligatoria in Italia dal 1969.

PILLOLE ASSICURATIVE #5
ASSICURAZIONI SULLA VITA

Le assicurazioni sulla vita sono divise in due categorie:
- Protezione.
- Capitalizzazione.

Nella prima categoria, più che di assicurazioni sulla vita stiamo parlando di una "pura" **Temporanea Caso Morte**, dove a seguito di un versamento di un piano prestabilito di premi annui, in caso di morte dell'assicurato entro la scadenza prestabilita, al beneficiario designato in polizza è liquidato un capitale. Tali polizze si risolvono alla morte dell'assicurato o comunque alla scadenza finale del contratto, senza possibilità di rinegoziare le stesse condizioni. In ogni caso i premi pagati restano acquisiti dalla compagnia.

Questa è l'unica polizza che mi sento di definire "altruista" nell'attuale panorama dei servizi assicurativi offerti dal mercato.

Nella seconda categoria ci sono le polizze di capitalizzazione: strumenti di risparmio che garantiscono all'assicurato di effettuarsi un piano di accumulo in modo da consolidare il risparmio e poterne disporre alla scadenza prestabilita dalla polizza.

I vari tipi di polizze di capitalizzazione differiscono tra loro dalla natura della gestione d'investimento nei quali i premi confluiranno: se di tipo obbligazionario (prudente), azionario (rischiosa) o misto.

Parallelamente a tali prodotti assicurativi troviamo le più "insidiose": *Unit Linked* e *Index Linked* che investono in fondi comuni o in obbligazioni strutturate.

Le prime sono strettamente legate alla vita dell'assicurato a elevato contenuto finanziario e il loro valore è collegato a quello delle quote dei fondi in cui il capitale è investito.

LA SANITÀ ASSICURATA

Le *Index Linked* hanno un tempo predeterminato e, in generale, la quota di premio è investita in strumenti che replicano gli indici (solitamente azionari) cui la polizza è collegata.

PILLOLE ASSICURATIVE #6
MASSIMALI, SCOPERTI E FRANCHIGIE

Una delle voci che è buona norma analizzare è quella che fa riferimento al **massimale**, agli **scoperti** e alle **franchigie**. Che cosa sono esattamente?

Il **massimale** rappresenta la somma massima che la compagnia di assicurazione liquiderà, nel caso in cui si dovesse verificare l'evento per il quale è stato stipulato il contratto stesso. Vedremo questa cifra espressa in tutti i contratti ad eccezione della polizza vita e vita intera.

Lo **scoperto** è un concetto simile a quella della franchigia, che vedremo subito dopo e stabilisce, nel momento della stipula del contratto di assicurazione, una percentuale del risarcimento del danno che resterà a carico dell'assicurato. Ha lo scopo di evitare alle compagnie il risarcimento dei danni minori e la funzione di sensibilizzare l'assicurato a una maggiore prudenza.

Al contrario dello scoperto, la **franchigia** è quella parte di indennizzo che resta a carico dell'assicurato espressa in cifra fissa. La franchigia può essere di tipo assoluto quando al di sotto di essa il risarcimento sarà integralmente a carico dell'assicurato e, al di sopra, sarà pari alla differenza tra il risarcimento e la cifra fissa espressa sul frontespizio di polizza. La franchigia sarà, invece, relativa quando al di sotto di essa il risarcimento sarà integralmente a carico dell'assicurato e al di sopra sarà integrale.

PILLOLE ASSICURATIVE #7
LA RESPONSABILITÀ PROFESSIONALE (PARTE 1)

Che cosa è la Responsabilità Professionale? Da dove nasce l'esigenza di assicurare la propria professione?

Tutto parte da una frase contenuta all'interno di un articolo del Codice Civile (Art. 2043) che cita, in termini molto comprensibili, che "qualunque fatto doloso o colposo, che cagiona ad altri un danno ingiusto, obbliga colui che ha commesso il fatto a risarcire il danno".

Questa citazione ha fatto cadere sulla testa di tutti, indistintamente, il peso della responsabilità civile nei confronti di terzi in caso di "fatto illecito". Non si può, per ovvie ragioni, escludere da questo concetto la classe dei liberi professionisti (dei dipendenti ne parleremo a pag. 45).

È sempre stato fondamentale, seppur facoltativo, per un libero professionista assicurarsi al fine di tutelare il proprio patrimonio da errori o omissioni che potessero generare richieste di risarcimento danni cagionati a terzi nello svolgimento della propria attività libero professionale. Questa facoltà, però, diviene obbligo con il D. Lgs. 137/2012, divenuto successivamente legge, che non lascerà scampo a chi, prima di allora, non aveva contratto copertura. Ovviamente la norma va a colpire tutte le professioni regolamentate e subito dopo l'approvazione suscitò clamore in considerazione della delega agli ordini di appartenenza per i regimi sanzionatori.

Nel breve periodo, subito dopo l'entrata in vigore della legge, molte compagnie di assicurazioni hanno attuato le strategie più disparate al fine di tutelare le loro riserve tecniche da eventuali sinistri. Alcune hanno aumentato i tassi, altre sono fuggite dai settori più rischiosi, altre ancora hanno aumentato gli scoperti e le franchigie. La questione più eclatante, però, considerata la tipologia di polizze, è stato il mancato rinnovo dei contratti a scadenza o, addirittura, disdette unilaterali del contratto da parte delle direzioni di compagnia.

PILLOLE ASSICURATIVE #8
LA RESPONSABILITÀ PROFESSIONALE (PARTE 2)

Quali sono gli errori nei quali può incorrere il professionista nello svolgimento della propria attività e che possono generare una richiesta di risarcimento danni per responsabilità professionale?

- **Negligenza**: quando vengono trascurate per superficialità o disattenzione le regole e le modalità comuni nello svolgere un'attività.
- **Imprudenza**: quando un'attività è svolta in modo avventato, impulsivo e poco prudente
- **Imperizia**: particolarmente importante per i professionisti, significa svolgere il proprio operato senza avere la capacità tecnica specifica.

Quali sono i livelli di gravità della colpa in cui un professionista può incorrere, se provati, ovviamente, in sede di giudizio:

- **Colpa Lievissima.**
- **Colpa Lieve**: quando non viene rispettata la normale diligenza richiesta a un professionista, che è comunque gravato da un onere di diligenza superiore rispetto a quella di un normale cittadino.
- **Colpa Grave**: quando non vengono rispettate nemmeno le più elementari indicazioni di condotta, che chiunque rispetterebbe.

La normativa sull'esercizio delle professioni riconosce in modo deciso che il ruolo del professionista non può essere preso alla leggera, poiché deve rispondere all'aspettativa dei cittadini di trovarsi di fronte una persona molto competente nel proprio ambito.

PILLOLE ASSICURATIVE #9
LA CLAUSOLA "CLAIMS MADE" (PARTE 1)

Tutte le polizze di Responsabilità Civile Professionale hanno, nessuna esclusa, la clausola *Claims made*.

Al fine di spiegare al meglio il significato di questa clausola o, se meglio vogliamo dire, regime di sottoscrizione, dobbiamo partire proprio dal Codice Civile. Questo, infatti, all'art. 1917, nel definire il sinistro, cita un fatto accaduto "durante il tempo dell'assicurazione". Da questo inciso ne deriva che l'anno (poiché normalmente si parla di polizze annuali) in cui è in vigore l'assicurazione diviene il rischio economico da coprire per le compagnie, indipendentemente da dove pervenga la comunicazione di danno, sempre che non siano scaduti i tempi di prescrizione.

Questa impostazione, chiamata anche *loss occurance* (all'insorgenza del danno), non permetteva agli assicuratori di fare i conti, considerati, peraltro, i lunghi tempi di prescrizione delle richieste di risarcimento del danno nell'ambito del nostro ordinamento giuridico. Come poteva, di fatti, una compagnia stabilire, dopo solo un anno dall'uscita di un prodotto, l'indice di redditività dello stesso?

L'idea di attuare un cambiamento a questo regime è stata determinante.

Il nome di quel cambiamento è *Claims made*.

PILLOLE ASSICURATIVE #10
LA CLAUSOLA "CLAIMS MADE" (PARTE 2)

Nel contesto della Responsabilità Civile Professionale diviene quindi rilevante, ai fini dell'attivazione della polizza, non più il **sinistro-danno** ma il **sinistro-denuncia**. In parole povere, l'assicurazione coprirà tutti quei fatti avvenuti sicuramente nel periodo di validità del contratto ma anche denunciati nello stesso periodo.

A cosa, sostanzialmente, è servito questo cambiamento di regime di sottoscrizione da *loss occurance* a *Claims made*?

A poter analizzare l'andamento dei prodotti stessi, affinché le pratiche di sinistro denunciate, seppur non liquidate e ancora in gestione, fossero note agli attuari. Ciò non solo permette alle compagnie di stabilire e stabilizzare il tiro sulla redditività di ogni singola categoria di rischio ma anche di poter tenere sotto controllo gli indici delle riserve tecniche sia dei sinistri liquidati sia di quelli in riserva.

Tale conclusione crea un enorme paradosso circostanziale, fonte ancora di cronaca giudiziaria in ambito civile. In particolare, spostandosi la lente di ingrandimento delle compagnie dal sinistro-evento al sinistro-denuncia, ne viene fuori che la *Claims made* è illimitatamente retroattiva per definizione. Indirettamente, si deve sottostare a una condizione, in parte derogabile: **mantenere il più possibile la stessa compagnia**.

Il sinistro-denuncia è un fatto "nuovo" che si colloca nel periodo di assicurazione, anche perché la sussistenza di precedenti sinistri o fatti noti sarebbe stata fonte di dichiarazione del proponente/assicurato in fase di acquisizione del rischio fatta attraverso il questionario assuntivo, che di norma è parte integrante del contratto e che la compagnia acquisitrice avrebbe escluso dalla copertura.

Perché prima abbiamo detto che è condizione in parte derogabile mantenere la compagnia di assicurazione nel corso del tempo?

Perché sempre in assenza di sinistri, in caso di cambio di compagnia, è buona norma accertarsi che la nuova copertura consenta l'inclusione della clausola di retroattività per un tempo congruo l'attività del professionista e con i limiti imposti dalla Legge.

PILLOLE ASSICURATIVE #11
LA RETROATTIVITÀ E LA POSTUMA

Nella scorsa *Pillola*, parlando della clausola *Claims made*, abbiamo detto che è "illimitatamente retroattiva" salvo fatto il cambio di compagnia salvaguardato dall'applicazione di una clausola di **retroattività**.

La retroattività, quindi, è una clausola di estensione dell'operatività della polizza con stessa definizione.

È pur vero che se per definizione la *Claims made* è illimitatamente retroattiva, è pur vero che la stessa definizione sembra essere una forzatura all'italiana, quasi un pretesto naturale all'inserimento nel contratto di un'operatività temporale di polizza estesa nel tempo.

La garanzia **postuma**, comunemente chiamata **ultrattività**, è sempre un'estensione dell'operatività della polizza di Responsabilità Civile. Copre, di solito, il maggior periodo oltre la cessazione dell'attività (cancellazione dall'albo, morte, sospensione dell'attività o **cambio della stessa**)[9] al soggetto assicurato dalla compagnia assicurativa a copertura di richieste di risarcimento danno pervenute posteriormente alla scadenza della polizza ma facenti riferimento a eventi dannosi occorsi durante il periodo di validità della polizza.

---

[9] Per cambio attività vada inteso anche la chiusura della Partita IVA quale libero professionista e la contestuale assunzione quale dipendente di struttura pubblica o privata.

PILLOLE ASSICURATIVE #12
IL MERCATO DEI LLOYD'S

Il contratto di assicurazione nasce come una scommessa in una fumosa locanda inglese, di proprietà di un tale Mr. Lloyd. Proprio qui si scommetteva sulle navi da carico (se sarebbero affondate o meno durante il viaggio) e, così, divenne più sicuro mettere in mare nuove navi. Difatti, in questo modo, veniva "assicurato" che in caso di affiancamento si sarebbe recuperata una parte del valore, attraverso la scommessa.

Questo aneddoto, che non sappiamo se corrisponda o meno a verità, ci aiuta a introdurre il concetto del mercato anglosassone delle assicurazioni, meglio conosciuto come **il Mercato dei Lloyd's**.

I Llloyd's non sono una o più compagnie di assicurazioni ma una grande corporazione che opera, in parte, in base al principio di mutualità, in cui i membri si raggruppano in sindacati per assicurare i rischi.

Il mercato lavora in modo diverso da una compagnia: non ci sono azionisti perché gli *stakeholder* (gruppi o sindacati) sono gruppi i cui membri sono *managing agents*, *brokers* o sottoscrittori. Non emettendo direttamente le polizze, la corporazione ha solo il compito di controllo dei suoi membri riuniti in gruppi facenti capo ciascuno a un proprio specifico tecnico del ramo detto *underwriter*, che possiede delega per le transazioni (emissioni, perfezionamenti, variazioni).

Comunemente i Lloyd's lavorano sia attraverso i **broker**, per una migliore e più corretta assunzione e conseguente lavorazione del rischio, sia attraverso i *Coverholder* (che lavorano su incarico del singolo sindacato).

Lavorare con il mercato dei Lloyd's significa assicurare la maggior parte dei rischi, questo perché ogni singolo sindacato della corporazione possiede una propria specializzazione in uno specifico settore di rischio.

PILLOLE ASSICURATIVE #13
LA CONTINUOUS COVER

La clausola *"Continuous Cover"*, in italiano "Copertura continua", viene introdotta per la prima volta proprio dai sottoscrittori Lloyd's nel settore delle RC Professionali dalle polizze *"All Risks"*. L'importanza di questa clausola e la necessità della sua presenza in polizza deriva dal fatto che, alla stipula del contratto, l'assicurato è tenuto a dichiarare, oltre ai sinistri veri e propri anche tutti i fatti o circostanze di cui sia a conoscenza, oggettivamente e ragionevolmente suscettibili di generare una richiesta di risarcimento futura da parte di terzi e al fatto che quest'obbligo dichiarativo ha rilevanza anche ai sensi degli artt. 1892, 1893, 1894 c.c.

La clausola *"Continuous Cover"* ha quindi la finalità di garantire, in assenza di tacito rinnovo, che siano in copertura anche quei sinistri che potranno sorgere in caso di validità della polizza e che siano riconducibili a circostanze già note dall'assicurato. Ovviamente l'operatività della clausola non è assoluta ma è subordinata al verificarsi di condizioni ben precise e sono proprio queste condizioni, diverse da polizza a polizza, che è opportuno valutare attentamente per non rischiare che la clausola si riveli più "dannosa" che "utile".

Opportuno deve essere segnalare, sempre e comunque, fatti che corrispondano al vero nelle circostanze descritte.

PILLOLE ASSICURATIVE #14
LE CIRCOSTANZE E I FATTI NOTI

Nel compilare un questionario di assunzione di un rischio professionale, il proponente "inciamperà" sempre e comunque su una domanda che lo lascerà sicuramente stordito e confuso: "Esistono circostanze o fatti noti al proponente che potrebbero far scaturire richieste di risarcimento del danno da parte di terzi alla data di compilazione del presente questionario?"

In sostanza, le compagnie stanno chiedendo se il potenziale cliente è, al momento della compilazione del documento di assunzione del rischio, a conoscenza di qualsiasi tipo di situazione che un domani, in corso di validità del contratto stipulando, possa dare origine a una eventuale richiesta di risarcimento danni da parte di terzi.

Non si parla di vere e proprie richieste espletate in forma giudiziale o stragiudiziale, si definiscono invece fatti e circostanze **quelle situazioni per le quali la condotta dell'assicurato possano in futuro prossimo far presagire l'eventualità di un qualsiasi tipo di ricorso**. È buona norma per il proponente perdere un po' di tempo in più a compilare un questionario ma avere un rapporto chiaro con il proprio consulente e con la propria compagnia, piuttosto che avere brutte sorprese in caso di sinistro.

La compagnia, in caso di presenza di circostanze o fatti noti, può comunque assicurare il proponente alle condizioni standard del modello di polizza prescelto oppure può applicare franchigie o scoperti su quei determinati casi dichiarati o addirittura escluderli dal contratto.

PILLOLE ASSICURATIVE #15
LA "DEEMING CLAUSE"

Strettamente collegato all'argomento trattato nella precedente Pillola, anche se non esiste molto materiale al riguardo, è la cosiddetta *Deeming Clause*: una clausola che riconduce convenzionalmente il momento di presentazione della richiesta di risarcimento a quello di presentazione della comunicazione delle circostanze rilevanti in base alle quali sia ragionevolmente possibile prevedere che ne derivi una richiesta di risarcimento.

Questo è un artificio giuridico nella contrattualistica assicurativa essenziale ed è molto utile per alcune situazioni. Potrebbe capitare, ad esempio, che l'assicurato abbia stipulato coperture senza tacito rinnovo e quindi senza continuità assicurativa (oppure con una retroattività limitata e non sufficiente). Durante la vigenza della polizza, si potrebbe venire a conoscenza di circostanze o fatti (ovviamente, non dichiarati in fase di acquisizione del rischio) e la richiesta risarcitoria vera e propria potrebbe pervenire dopo lo spirare della polizza.

Va considerato, in ogni caso, che se la polizza è a tacito rinnovo all'assicurato non converrà cambiare assicuratore. Questo poiché potrebbe rischiare o l'esclusione delle future richieste risarcitorie nascenti da circostanze già note oppure, nel caso in cui avesse stipulato un contratto senza tacito rinnovo, l'inclusione della *Deeming Clause* obbligherebbe l'assicurato a comunicare eventuali fatti o circostanze di cui è venuto a conoscenza durante il periodo di assicurazione, disponendo che qualsiasi richiesta risarcitoria collegata a tali fatti o circostanze sia considerata dagli assicuratori come effettuata durante il predetto periodo di vigenza.

Questa clausola è utilissima, mi piace ribadirlo, nelle polizze di Responsabilità Civile Professionale, affinché l'assicurato abbia una adeguata copertura e possa vedersi tutelato anche successivamente alla scadenza del contratto.

PILLOLE ASSICURATIVE #16
LA CLAUSOLA DI SECONDO RISCHIO

Molti professionisti, in particolare nel settore medico-sanitario, si sono scontrati, più di una volta, soprattutto nel passato, con polizze che in parte o per tutte le garanzie avrebbero coperto l'assicurato in secondo rischio. Cosa vuol dire?

La clausola di **secondo rischio** copre il rischio assicurato nella parte eccedente il massimale di una prima polizza, oppure si potrebbe avere a disposizione una copertura che viene prestata in presenza di condizioni contrattuali diverse da quelle previste per il primo rischio.

Si può affermare, dunque, che la clausola rende la polizza effettiva a partire dal massimale previsto dalla prima assicurazione, fino al massimale di secondo rischio.

Affinché possa essere operativa, una clausola di secondo rischio deve essere formulata in maniera specifica. Caratteristica principale ed essenziale è che il rischio assicurato sia già stato oggetto di assicurazione da una prima polizza vigente al momento della stipula della seconda. Entrambe non possono e non devono assolutamente riguardare rischi differenti tra loro.

Essendo una clausola che ha fatto molto discutere sulla propria operatività e liceità è stata, ovviamente, oggetto di varie dispute nei vari tribunali italiani conclusasi con la sentenza 4936/15 della III Sez. Cass. Civ. che ha inteso chiarire definitivamente la natura della clausola in questione.

PILLOLE ASSICURATIVE #17
LA CLAUSOLA DI SALVAGUARDIA O SIR

La clausola di *Salvaguardia* o *SIR* (*Self Insurance Retention*) è definita come l'importo che l'assicurato tiene a proprio carico per ciascun sinistro. Simile alla definizione di franchigia, differisce da quest'ultima poiché da intendersi anche in termini di gestione, istruzione e liquidazione del sinistro ove lo stesso rientri integralmente al di sotto di detta soglia prescelta.

La franchigia, pertanto, è la soglia minima scelta dalla compagnia al di sotto della quale la copertura non emetterà alcun effetto, la *SIR* è la gestione di tutti quegli eventi che vanno a ricadere all'interno di quell'intervallo.

La gestione dei sinistri in SIR si rivolge a tutti, in particolare quelli che ne fanno più uso sono tutte quelle realtà pubbliche e private che si trovano, per dimensioni e per territorialità, a gestire un numero di eventi sinistrosi molto alto (ad esempio: G.D.O., Enti Pubblici…).

La gestione diretta dei sinistri consente all'assicurato un maggiore controllo dei propri rischi e una maggiore analisi degli stessi, che permetterà di elaborarne il contenimento attraverso un corretto e appropriato piano di gestione.

Proprio per questo molti assicurati preferiscono attivare la *SIR*, mantenendo in proprio quella parte di rischio che risulterebbe antieconomico traferire alla compagnia di assicurazione.

L'assicurato, a seconda delle proprie dimensioni, della propria territorialità e soprattutto in funzione del proprio piano di contenimento e gestione dei rischi potrà, o meno, affidare a società esterne specializzate nella gestione dei sinistri in *Self Insurance Retention*.

PILLOLE ASSICURATIVE #18
POLIZZE COLLETTIVE E POLIZZE CONVENZIONE

Nella distribuzione dei prodotti assicurativi si possono trovare polizze diverse da quelle standardizzate, soprattutto se legate a un rischio individuato e ben analizzato: parliamo in particolare delle **polizze collettive** e delle **polizze convenzione** (utilizzate soprattutto da alcuni intermediari per la cosiddetta "Grande distribuzione").

Nella prima tipologia, il contratto assicurativo viene stipulato con il contraente e la sua emissione avviene con preventivo consenso della compagnia. I singoli assicurati aderiscono a un contratto già esistente e già vigente e la loro adesione consiste nel mero inserimento nominale di soggetti per i quali il contraente ha stipulato la polizza. Quindi, chi aderisce a una polizza collettiva accetta di fatto condizioni generali e speciali già contrattate e accettate per lui dal contraente e dall'impresa. Questo tipo di polizza è normato dall'art. 1891 c.c. e non c'è necessità di alcuna emissione individuale di contratto da parte della compagnia e dell'intermediario.

Diverso è il caso delle polizze convenzione: quest'ultime sono delle vere e proprie convenzioni quadro-assicurative, alle quali fanno seguito dei singoli rapporti assicurativi che riprendono e richiamano in toto le condizioni della polizza madre. L'emissione di polizze singole all'interno di un accordo quadro-assicurativo differisce dall'ordinaria vendita e distribuzione.

Di fatto, nelle polizze convenzione sono, di solito, previste condizioni che verranno applicate ai singoli assicurati e l'impresa ha già dato il proprio benestare sia al rischio sia alla platea massima di assicurati. In sintesi, possiamo dire che l'emissione materiale della singola polizza o adesione, nel quadro sia di una collettiva sia di una polizza convenzione non costituisce un'emissione di contratto nel senso tecnico giuridico, poiché sia l'assunzione del rischio sia la propria accettazione sono già avvenute a monte nel contratto collettivo o nell'accordo quadro.

Per questo motivo molti intermediari procedono in proprio all'emissione operativa della singola adesione o appendice, dovendo ritenere già assunta dalla compagnia la relativa proposta di assicurazione.

LA SANITÀ ASSICURATA

PILLOLE ASSICURATIVE #19
POLIZZE CONVENZIONE – MASSIMALE AGGREGATO

Nella Pillola Assicurativa #6 abbiamo affrontato l'argomento del massimale, definendolo come *la somma massima che la compagnia di assicurazione liquiderà, nel caso in cui si dovesse verificare l'evento per il quale è stato stipulato il contratto stesso.*

In alcune polizze e soprattutto in alcune polizze convenzione o collettive è facile incontrare un altro tipo di massimale: **il massimale aggregato a erosione**.

La somma massima per la quale la compagnia di assicurazioni è chiamata a rispondere per il complesso dei sinistri verificatisi in ciascuna annualità assicurativa, non a copertura del singolo assicurato bensì di una mutualità di soggetti.

Questa formula di limite d'indennizzo così tecnicamente esposta potrebbe non destare alcun sospetto e sembrare, in alcuni casi, tradotta in "*soldoni*", anche piuttosto conveniente, se non fosse che… proviamo a spiegarla con un esempio pratico.

Un Ente Pubblico offre al proprio personale una polizza in convenzione per colpa grave che ha un massimale aggregato a erosione di €. 50.000.000,00. Durante l'annualità assicurativa, in vigenza di contratto, vi sono state molteplici denunce di sinistro che abbiano, ipoteticamente, esaurito il massimale di cui sopra. L'ennesimo sinistro denunciato avrà un aderente/assicurato che si vedrà rifiutare la liquidazione perché il massimale è esaurito, pertanto si troverà sprovvisto di copertura assicurativa (pur avendo regolarmente pagato il premio assicurativo). Ovviamente è un paradosso.

LA SANITÀ ASSICURATA

PILLOLE ASSICURATIVE #20
LA CLAUSOLA BROKER

Nella Pillola Assicurativa #1 abbiamo affrontato definito il **broker di assicurazioni** come un consulente, un professionista indipendente, il cui compito è quello di mediare tra i propri clienti e le compagnie di assicurazioni (alle quali non è legato da nessun tipo di impegno).

Il broker, quindi, ha come obbiettivo quello di reperire sul mercato assicurativo le soluzioni rispondenti alle esigenze dei propri assistiti.

La **clausola broker**, [10] di solito inserita nelle polizze intermediate dallo stesso, ha effetto solo nei confronti di quest'ultimo come terzo estraneo al contratto, che non assume la veste di parte del contratto e che non assume vincoli contrattuali nei confronti delle compagnie di assicurazioni. La clausola di brokeraggio è dunque una clausola stipulata a favore del terzo (il broker) ai sensi dell'art. 1411 e seguenti del codice civile.

Dal punto di vista dell'assicurato stipulante, la clausola dispone l'interesse a ricevere le prestazioni che il broker rende in esecuzione del contratto di mandato di brokeraggio al tempo concluso.

Deve, comunque, escludersi che fra compagnie di assicurazione e broker si instaurino rapporti di tipo contrattuale: il terzo non diviene parte, né in senso formale né in senso sostanziale, del contratto che intercorre fra stipulante e promittente, essendo egli semplice beneficiario (creditore) della prestazione dovuta (cfr. Cassazione civile, sez. un., 18 febbraio 2010, n. 3947; Cassazione civile, sez. III, 20 gennaio 2005, n. 1150).

Si deve quindi escludere che l'inclusione della clausola broker faccia sorgere legami contrattuali fra il broker e le compagnie assicurative e che

---

[10] per maggiori informazioni https://aiba.it/norme-di-autoregolamentazione/

tale clausola sia di per sé contrastante con il principio, come visto, del divieto che il broker e le compagnie possano essere legati da vincoli contrattuali.

In conclusione le compagnie di assicurazione mediante l'accettazione della clausola broker, individuano il mediatore quale soggetto legittimato a ricevere il pagamento, senza assumere alcun vincolo contrattuale con le compagnie, le quali si limitano soltanto a indicarlo; ne discende che questi non è tenuto a curare gli interessi delle prime dedotti nei contratti assicurativi, se non quello di riscuotere i premi per loro conto, senza peraltro poter esercitare, nei confronti dell'assicurato debitore, i poteri propri delle creditrici.

Si può dire come la legittimazione a ricevere il pagamento dei premi appare in linea con quanto disposto dalla legge la quale, fra i compiti affidati al broker, individua quello della gestione del contratto di assicurazione.

PILLOLE ASSICURATIVE #21
QUESTIONARIO DI ASSUNZIONE DEL RISCHIO

In questa Pillola andremo a osservare lo strumento di base che ogni intermediario dovrebbe utilizzare al fine di individuare, analizzare e sintetizzare una copertura per ogni esigenza assicurativa di ogni cliente.

Il **questionario di assunzione del rischio** si può riassumere in un concetto semplice: una puntuale e approfondita intervista al cliente sulle proprie reali esigenze di copertura.

Diviso in macroaree, delinea i dati essenziali di riferimento del rischio da proporre al mercato assicurativo. Si parte dai semplici dati anagrafici, proseguendo successivamente ai precedenti assicurativi, fino ad affrontare il vero tema del questionario: l'oggetto dell'assicurazione. Nel caso delle Responsabilità Civili Professionali, l'oggetto del rischio è l'attività, di conseguenza saranno formulate domande proprie della professione dell'assicurato (il tipo di rapporto con il cliente: contrattuale o extracontrattuale, il fatturato effettivo e stimato, la reale attività svolta...); in altri settori assicurativi come "l'incendio e il furto" le domande saranno ben diverse e riguarderanno la descrizione dei beni da assicurare, il loro valore di ricostruzione a nuovo, il contenuto, i sistemi di sicurezza...

L'ultima parte del questionario è relativa alle dichiarazioni del proponente relativamente alla sinistrosità pregressa, parte molto importante al fine della determinazione del premio da parte della compagnia.

Uno strumento semplice ed essenziale, utile allo scopo di presentare al meglio il rischio alle compagnie di assicurazioni, nella maggior parte dei casi diviene parte integrante del contratto stesso poiché contenente informazioni fondamentali che si sono rese necessarie proprio alla creazione del contratto stipulato, creato appositamente, come un abito su misura, per il cliente.

LA SANITÀ ASSICURATA

Gli intermediari, grazie a questo "dispositivo 1.0", oseremmo dire, che vestano il camice bianco dei medici ed effettuino un'anamnesi del cliente/paziente al fine di dare una diagnosi certa e, infine, inoculare una terapia inoppugnabile.

LA SANITÀ ASSICURATA

PILLOLE ASSICURATIVE #22
LA SCHEDA DI SINISTROSITÀ PREGRESSA

Nella Pillola precedente abbiamo parlato del questionario di assunzione del rischio accennando proprio alla **scheda di sinistrosità pregressa** relativa all'attività o al bene da assicurare. Abbiamo definito quanto sia fondamentale questa sezione del questionario per poter presentare, al mercato assicurativo, il rischio da proporre.

Perché? In quale modo tali dati possono influenzare la quotazione di una o più compagnie?
Le domande che stiamo ponendo possono sembrare banali agli esperti del settore, un po' meno al cliente che approccia a questo argomento e che, all'oscuro di ciò che succede nei "retrobottega" delle compagnie assicurative, si limita ad acquistare servizi necessari per poter adempiere i propri obblighi ed espletare la propria attività nella massima sicurezza.
Non dobbiamo dimenticare che l'assicurazione è un trasferimento del rischio dal proprio patrimonio personale al patrimonio di un terzo. Dunque, la compagnia di assicurazione si sostituisce all'assicurato nel pagamento di un indennizzo dovuto a un terzo a seguito di un evento avverso coperto in polizza. Tale premessa si rende necessaria al fine di comprendere quanto sia importante far capire alla società che assumerà tale rischio la "bontà", la qualità del cliente proponente, proprio in base alla frequenza dei sinistri occorsi nell'ultimo triennio o nell'ultimo quinquennio.

È vero che attraverso il contratto di assicurazione si trasferisce il rischio a una compagnia ma è pur vero che lo stesso trasferimento avviene a fronte di un pagamento del premio di polizza. Il calcolo di tale importo viene determinato da una serie di coefficienti moltiplicatori (detti **tassi**) che aumentano in maniera proporzionale con l'aumento del rischio. Nella base di calcolo del premio è di grande rilevanza proprio la frequenza dei sinistri in un determinato periodo di tempo.

LA SANITÀ ASSICURATA

PILLOLE ASSICURATIVE #23
LA LEGGE GELLI-BIANCO

In questa Pillola, estremizzata sintesi di un concetto molto più lungo da spiegare e divulgare, mi propongo di riassumere ed elencare le più evidenti e singolari peculiarità che la **Legge n.24 del 08/03/2017** entrata in vigore dal 01/04/2017 (comunemente chiamata **Legge Gelli-Bianco**, dai nomi dei promotori e sostenitori della stessa norma) ha apportato alla Responsabilità Civile in ambito Sanitario. [11]

L'imbarbarimento dei testi normativi che si sono succeduti nel corso del tempo e il continuo ricorso alle aule di Giustizia da parte dei danneggiati nell'ambito *Medical Malpractice*, già da diverso tempo prima del 2017 aveva stimolato l'interesse dei Legislatori a un cambio netto, deciso e performante del complesso normativo. Vuoi per problemi legati all'insicurezza delle parti di Governo, vuoi per altrettante dispute interne tra le associazioni di categoria che non sono mai riuscite a ottenere un dialogo costruttivo con i governanti, tale situazione è sempre rimasta in un limbo che non ha fatto altro che nuocere al personale medico-sanitario tutto ma ancor di più all'utenza.

Il coraggio, la capacità di dialogo e la forte professionalità di chi, seppur governando, è stata parte in causa nella lotta alla medicina difensiva (reazione di testi normativi poco chiari), i due promotori della Legge n.24 del 08/03/2017 hanno fatto sì che, seppur con non poche difficoltà, venisse promulgato e approvato dal Governo un testo normativo molto più conforme del precedente (**Legge Balduzzi**) [12] e molto più equilibrato in termini di Giustizia.

---

[11] Per una lettura completa della Legge Gelli-Bianco, v. pag. 166
[12] Per una lettura completa del Decreto Balduzzi, v. pag. 132

LA SANITÀ ASSICURATA

Non si vuole assolutamente proclamare tale Legge come panacea di tutti i mali, anzi siamo stati sempre onesti nel dire che l'impianto normativo, come impalcatura di base, è stato ben fatto e gettava le fondamenta per un'innaturale ma ben accolto stravolgimento in positivo del tema di Responsabilità Civile, anche se a tutt'oggi, rimane sempre e comunque un impianto di base.

La caduta del Governo di allora, le successive crisi e l'avvento della Pandemia Covid-19, di certo non hanno aiutato gli operatori del settore, che ancora attendono i Decreti attuativi dello stesso corpus normativo, che avrebbe portato a una escalation di chiarimenti e fonti di interpretazioni giurisprudenziali.

Il testo iniziale, attualmente in vigore, quale novità ha apportato rispetto alla precedente regolamentazione?

- L'inserimento dell'obbligatorietà di stipula di una polizza di assicurazione per la Responsabilità Civile Professionale per tutti gli operatori del settore sanitario, medici e non.
- L'inserimento dello stesso obbligo anche per le strutture sanitarie sia pubbliche sia private o di analoghe misure di auto-assicurazione.
- La regolamentazione dell'obbligatorietà della stipula della sola polizza di Colpa Grave per i medici e operatori sanitari non medici dipendenti di strutture pubbliche e private.
- L'obbligatorietà di pubblicazione sul sito internet delle strutture dei sinistri avvenuti e del possesso, o meno, della polizza di Responsabilità Civile o di analoghe misure.
- L'estensione degli obblighi sopracitati anche alle strutture assistenziali (Case di Riposo, Case alloggio, RSA…).
- L'introduzione della Condizione di procedibilità dell'azione risarcitoria sulla base dell'art. 696 bis del C.p.c. attraverso l'Accertamento Tecnico Preventivo e quindi il ribaltamento dell'onere della prova che dal medico/struttura passa al paziente danneggiato.
- Il cambio della responsabilità penale del medico che con l'introduzione dell'art. 590 sexies del Codice penale che esclude la punibilità quando l'evento (morte o lesioni) si sia verificato nonostante l'avvenuto rispetto, da parte dell'operatore sanitario, delle raccomandazioni previste dalle linee guida o dalle buone pratiche clinico-assistenziali, sempre che tali raccomandazioni risultino adeguate alle specificità del caso concreto.
- L'introduzione della possibilità dell'indennizzo diretto al danneggiato da parte dell'assicurazione privata del medico o

della struttura.

Queste e altre le novità introdotte dal testo che, seppur carente di norme attuative, ha calmierato, statisticamente, la grande speculazione di richieste di risarcimento da parte di pazienti, studi legali o di studi di periti specializzati in *medical malpractice*.

Ci auguriamo, ovviamente, che si possa mettere la parola "Fine" a questa attesa ormai perdurata quasi sei anni al fine di poter dare quella giusta serenità a tutti, sia operatori sia pazienti, su questo delicato argomento che in fin dei conti garantisce la salute dell'Italia.

PILLOLE ASSICURATIVE #24
RC PROFESSIONALE IN SANITÀ: I MEDICI LIBERI PROFESSIONISTI

La Legge Gelli-Bianco mette finalmente un punto fermo sul tipo di rischio assicurativo nell'ambito della Responsabilità Civile Professionale dei medici indipendentemente dal loro rapporto con il paziente. In questa Pillola, e nelle prossime, andrò a sintetizzare la peculiarità di ogni esercente la professione sanitaria correlata al rischio professionale nel quale potrebbe incorrere in base, soprattutto, alla tipologia di rapporto con il paziente.

Nella fattispecie tratterò i **medici liberi professionisti** che, sia esercenti presso il proprio studio privato, sia collaboratori presso ambulatori, studi polispecialistici o strutture private/convenzionate devono stipulare polizze di RC Professionale che vadano a coprire il primo rischio.

Le caratteristiche principali per l'assunzione di un rischio di Responsabilità Civile Professionale in tal senso sono date, oltre che dall'anagrafica dell'assicurato: dall'iscrizione all'albo, la specializzazione, la reale attività svolta, se si opera attività chirurgica o meno, se si procede ad attività non chirurgica ma invasiva, se opera la medicina estetica, se si ricoprono cariche amministrative o di direttore di struttura complessa (ex primario) e, ovviamente, il massimale.

Al fine di raccogliere tali informazioni è necessario compilare il questionario di assunzione del rischio, elemento fondamentale per quotare il rischio proposto e che, in caso di emissione di un contratto di polizza, diventerà parte integrante della stessa (come già illustrato nella Pillola #21 e nella Pillola #22).

L'attuale mercato assicurativo propone prodotti sia con tacito rinnovo sia senza tacito rinnovo che, in caso di rinnovo annuale, impongono all'assicurato/proponente la compilazione annuale del questionario di cui sopra. Si consiglia di essere sempre seguiti da uno specialista del settore assicurativo, intermediario specializzato nei rischi sanitari, vista la complessità della materia e constatato che, in passato, **molti medici si sono ritrovati ad affrontare sinistri con polizze non adeguate** al loro reale rischio.

PILLOLE ASSICURATIVE #25
RC PROFESSIONALE IN SANITÀ: I MEDICI DIPENDENTI DEL SERVIZIO SANITARIO NAZIONALE

Come già specificato, la Legge Gelli-Bianco mette finalmente un punto fermo sul tipo di rischio assicurativo nell'ambito della RC Professionale dei medici indipendentemente dal loro rapporto con il paziente.

In questa Pillola affronteremo il rischio dei **medici dipendenti del Servizio Sanitario Nazionale** che, lavorando in modalità subordinata a Enti Pubblici devono, secondo quanto sancito dalla normativa, stipulare polizze di RC Professionali che vadano a coprire solo ed esclusivamente la Colpa Grave, ossia il danno erariale che si potrebbe procurare in caso di errore professionale durante lo svolgimento della propria attività.

Le caratteristiche principali per l'assunzione di un rischio di Responsabilità Civile Professionale in tal senso sono date, oltre che dall'anagrafica dell'assicurato: dall'iscrizione all'albo, la specializzazione, la reale attività svolta, se si opera attività chirurgica o meno, se si procede ad attività non chirurgica ma invasiva, se si ricoprono cariche amministrative o di direttore di struttura complessa (ex primario) e ovviamente il massimale. In più, rispetto al rischio dei liberi professionisti, andrà indicato se la tipologia di **incarico è in intramoenia o in extramoenia**.[13]

Al fine di raccogliere tali informazioni è necessario compilare il

---

[13] I dipendenti del Servizio Sanitario Nazionale possono effettuare la libera professione fatturando al cliente con i dati fiscali dell'Ente al quale appartengono e la professione può essere esercitata all'interno delle mura del nosocomio (intramoenia) o presso strutture convenzionate con quest'ultimo (intramoenia allargata, estesa o extramuraria)

questionario di assunzione del rischio, elemento fondamentale per quotare il rischio proposto e che, in caso di emissione di un contratto di polizza, diventerà parte integrante della stessa (v. Pillola #21 e Pillola #22).

L'attuale mercato assicurativo propone prodotti sia con tacito rinnovo sia senza tacito rinnovo che, in caso di rinnovo annuale, impongono all'assicurato/proponente la compilazione annuale del questionario di assunzione del rischio. Si consiglia di essere sempre seguiti da uno specialista del settore assicurativo, intermediario specializzato nei rischi sanitari, vista la complessità della materia e constatato che, in passato, **molti medici si sono ritrovati ad affrontare sinistri con polizze non adeguate** al loro reale rischio.

PILLOLE ASSICURATIVE #26
RC PROFESSIONALE IN SANITÀ: I MEDICI DIPENDENTI DI STRUTTURE PRIVATE

Di seguito affronteremo il rischio dei medici dipendenti di Strutture Sanitarie Private/Convenzionate che, lavorando in modalità subordinata devono, secondo quanto sancito dalla normativa, stipulare polizze RC Professionali che vadano a coprire solo ed esclusivamente l'**azione di rivalsa da parte del proprio datore di lavoro**, in caso di danno cagionato a un paziente della struttura nella quale esercitano.

Il rischio nello specifico non è assolutamente differente dal rischio di Colpa Grave, per il quale necessitano di copertura i medici dipendenti del Servizio Sanitario Nazionale. E anche i modelli di polizza attualmente commercializzati nel nostro Paese sono identici.

Le caratteristiche principali per l'assunzione di un rischio di Responsabilità Civile Professionale in tal senso sono date, oltre che dall'anagrafica dell'assicurato: dall'iscrizione all'albo, la specializzazione, la reale attività svolta, se si opera attività chirurgica o meno, se si procede ad attività non chirurgica ma invasiva, se si ricoprono cariche amministrative o di direttore di struttura complessa (ex primario) e, ovviamente, il massimale. In più rispetto al rischio dei liberi professionisti andranno indicate **le sedi in cui opera l'esercente la professione sanitaria**.

Al fine di raccogliere tali informazioni è necessario compilare il questionario di assunzione del rischio, elemento fondamentale per quotare il rischio proposto e che, in caso di emissione di un contratto di polizza, diventerà parte integrante della stessa (v. Pillola #21 e Pillola #22).

L'attuale mercato assicurativo propone prodotti sia con tacito rinnovo sia senza tacito rinnovo che, in caso di rinnovo annuale, impongono all'assicurato/proponente la compilazione annuale del questionario di cui sopra. Si consiglia di essere sempre seguiti da uno specialista del settore assicurativo, intermediario specializzato nei rischi sanitari, vista la complessità della materia e constatato che, in passato, **molti medici si sono ritrovati ad affrontare sinistri con polizze non adeguate** al loro reale rischio.

PILLOLE ASSICURATIVE #27
RC PROFESSIONALE IN SANITÀ: IL COMPARTO SANITARIO NON MEDICO

Questa Pillola tratta il tema del rischio di tutti gli operatori del settore sanitario non medici, sia che questi ultimi siano **liberi professionisti, dipendenti del Servizio Sanitario Nazionale** sia **dipendenti di Strutture Sanitarie Private/Convenzionate**.

La Legge Gelli-Bianco, infatti, estende l'obbligo della Responsabilità Civile Professionale anche a tutto il comparto sanitario non medico, a partire dagli infermieri finendo con l'ultima figura degli operatori socio-sanitari. La normativa mette finalmente un punto fermo sul tipo di rischio assicurativo di tali professioni indipendentemente dal loro rapporto con il paziente.

- Gli **esercenti la professione sanitaria non medica in attività libero professionale**, che siano esercenti presso il proprio studio privato, siano collaboratori presso ambulatori, studi polispecialistici o strutture private/convenzionate, devono stipulare polizze di RC Professionale che vadano a coprire il primo rischio. La tipologia di polizza è un modello standardizzato disegnato sulla falsa riga di quello già visto per i medici in libera professione, ovviamente, con caratteristiche di assunzione del rischio e parametri tariffari molto diversi da quest'ultimo e calibrati su ogni tipologia di attività professata.
- Gli **esercenti la professione sanitaria non medica dipendenti esclusivamente del Servizio Sanitario Nazionale**, lavorando in modalità subordinata a Enti Pubblici devono, secondo quanto sancito dalla normativa, stipulare polizze di RC Professionale che vadano a coprire solo ed

esclusivamente la Colpa Grave, ossia il danno erariale che si potrebbe procurare in caso di errore professionale durante lo svolgimento della propria attività.

- Gli **esercenti la professione sanitaria non medica dipendenti di Strutture Sanitarie Private/Convenzionate**, lavorando in modalità subordinata devono, secondo quanto sancito dalla normativa, stipulare polizze di RC Professionale che vadano a coprire solo ed esclusivamente l'azione di rivalsa da parte del proprio datore di lavoro in caso di danno cagionato a un paziente della struttura nella quale esercitano.

In tutti i casi l'assunzione del rischio è sempre fatta attraverso la compilazione dell'apposito questionario, molto meno complicato rispetto a quello dei fratelli maggiori medici.

Le caratteristiche principali per l'assunzione di un rischio di Responsabilità Civile Professionale in tal senso sono date, oltre che dall'anagrafica dell'assicurato: dall'iscrizione all'albo, la specializzazione non medica conseguita, se si ricoprono cariche particolari e, ovviamente, il massimale. Comunque andranno indicate anche le sedi in cui opera il proponente e, inoltre, qualora la propria attività lo richiedesse, di indicare l'eventuale estensione di copertura per quelle attività svolte attraverso dei *Medical Device* (apposite strutture mediche o elettro-medicali proprie di alcune professioni).

Il questionario di assunzione del rischio, elemento fondamentale per quotare il rischio proposto, sarà in ogni modo parte integrante della stessa polizza in fase di emissione (v. Pillola #21 e Pillola #22).

L'attuale mercato assicurativo propone prodotti sia con tacito rinnovo sia senza tacito rinnovo che, in caso di rinnovo annuale, impongono all'assicurato/proponente la compilazione annuale del questionario di cui sopra. Si consiglia di essere sempre seguiti da uno specialista del settore assicurativo, intermediario specializzato nei rischi sanitari, vista la complessità della materia e constatato che, in passato, molti operatori del settore sanitario si sono ritrovati ad affrontare sinistri con polizze non adeguate al loro reale rischio.

LA SANITÀ ASSICURATA

PILLOLE ASSICURATIVE #28
RC PROFESSIONALE IN SANITÀ: LE STRUTTURE SANITARIE E SOCIO-SANITARIE PUBBLICHE E PRIVATE

Quali cambiamenti si sono verificati nel comparto *corporate* per enti sanitari pubblici e privati, dopo l'uscita della Legge Gelli-Bianco, nell'ambito assicurativo?

Durante l'anno 2017 il numero di strutture sanitarie pubbliche assicurate con polizze a copertura della Responsabilità Civile Sanitaria è diminuito: le recenti statistiche IVASS pubblicate rivelano che più del 50% delle strutture, assicurate nel 2010, nel 2017 risultavano scoperte; non solo, i premi raccolti nell'ultimo anno sono in calo del 2,4% rispetto al 2016.

Questi dati delineano come l'entrata della Legge Gelli abbia avuto un effetto contrario rispetto a quello che, molto probabilmente, si era prefigurato il legislatore. La norma, di fatto, non rende obbligatoria completamente la stipula di una polizza di Responsabilità Civile anzi lascia aperto il canale delle analoghe misure (la così detta auto-assicurazione). Così, in assenza di organi di controllo o regimi sanzionatori, la facoltà di assicurarsi con apposito contratto resta nel limbo (questo discorso, ovviamente, dovrebbe valere solo per le strutture, pubbliche o private che siano).

Si spera che i regolamenti attuativi, in fase di approvazione dalla Conferenza Stato-Regioni (l'ultima adunanza rinviata a data da destinarsi fu fatta sotto il primo *Lockdown*) possano aiutare a invertire questo *trend* ma quello che appare è che, soprattutto nel pubblico, stia prendendo piede la cosiddetta auto-ritenzione, ovvero sviluppare delle vere e proprie gestioni del rischio per ogni singola Regione o ASL con un sostanziale ricarico della spesa risarcitoria a carico del bilancio sanitario del singolo ente (ma la Legge non serviva proprio a decomprimere la pressione delle voci di spesa dei bilanci?). Una funzione, quella dell'auto-ritenzione, cui le Regioni stesse non sarebbero adeguatamente preparate nemmeno attraverso regolamenti disciplinati dalla normativa vigente, finendo per porre a carico di tutti gli eventuali risarcimenti dovuti a errori di pochi.

Sta di fatto che uno degli obbiettivi della norma era di alleggerire la conflittualità legata agli esiti dei trattamenti operatori e curativi in ospedale per il tramite sia dell'introduzione dell'assicurazione sia della mediazione: partendo da questo assoluto, però, si conferma nuovamente una ritirata delle compagnie di assicurazione alle strutture sanitarie e socio-sanitarie pubbliche, nell'ambito della *medical malpractice*, dovuto anche, ma non solo, all'effetto Pandemia.

Il mercato assicurativo sulla *medmal* è concentrato in un pugno di compagnie; pochi premi, molte controversie. Tutto questo impatta sia sulla sostenibilità economica della spesa sanitaria sia sull'effettiva tutela del diritto alla salute sancito dall'art. 32 della Costituzione Italiana.

Un enorme sbilanciamento tra il liquidato per il risarcimento del danno da parte delle strutture pubbliche e quelle private. Tale dato avvalora ancor di più la scelta dell'auto-ritenzione in ambito pubblico, in considerazione anche dell'allontanamento delle compagnie di assicurazione: gli Enti Pubblici (Regioni, ASL, ecc.) costituiscono dei fondi di riserva, specificatamente destinati a risarcire i pazienti che hanno subito dei danni a seguito di errori sanitari, alimentati da accantonamenti annuali.

Auspichiamo che le istituzioni, facciano al più presto un vero atto di responsabilità, dando un giro di vite alla approvazione delle bozze dei decreti attuativi, già scritti ed esaminati da chi di dovere, al fine di fare il prima possibile chiarezza su quanto rimasto di dubbio su questa materia e tanti altri temi che, a tutt'oggi, impediscono alla norma di agire proprio a favore di quel diritto alla salute che, ormai da tempo, sembra essere stato abbandonato.

LA SANITÀ ASSICURATA

PILLOLE ASSICURATIVE #29
COVID 19 E RSA

Quanto la Pandemia da Covid 19 ha influito sulla Responsabilità Civile in ambito sanitario? Soprattutto quale segmento professionale, tra strutture, esercenti la libera professione e dipendenti privati e del Servizio Sanitario Nazionale ha subito più cambiamenti?

Di fatto, a tutt'oggi, l'effetto pandemia si è riversato su tutti i fronti ed è difficile fare una stima o una statistica. Sicuramente ha inciso tantissimo sul settore sanitario sia per gli operatori che per gli utenti finali. A livello assicurativo è evidente e risalta agli occhi di tutti il cambio di visione delle compagnie riguardo il rischio di Responsabilità Civile Professionale delle RSA e similari.

Le Residenze di lunga degenza per anziani sia pubbliche sia private, le case di riposo, le comunità alloggio che sono diventate, proprio durante il *Lockdown*, veri e propri focolai pandemici vengono, proprio per questo motivo, considerate oggi, in fase di assunzione del rischio da parte delle compagnie, delle bombe a orologeria.

Facciamo un passo indietro.

Prima della Legge 24 del 08/03/2017, non sussistendo alcun obbligo di assicurazione o auto-assicurazione, la maggior parte delle strutture private non assicuravano la Responsabilità Civile Professionale della struttura, vuoi per mancanza di cultura del rischio, vuoi per incapacità di discernere la differenza tra la copertura RCTO dell'immobile dalla Responsabilità dell'attività professionale svolta all'interno, vuoi per la mancanza di preparazione e professionalità dell'intermediario. Subito dopo la promulgazione e l'entrata in vigore della Legge Gelli-Bianco, c'è stata una corsa ai ripari che ha indotto le compagnie, da una parte, a riformare tutti i contratti in corso che assicuravano la sola RCTO del fabbricato e dell'Azienda titolare della Casa di Riposo o della Comunità alloggio[14] per anziani, includendo anche la partita di Responsabilità Civile Professionale, dall'altra una revisione completa della tariffa per le nuove assunzioni. Contratti di polizza che, quindi, prima venivano emessi in autonomia dalla scrivania dell'intermediario (a volte senza nemmeno la compilazione di un questionario di assunzione del rischio, con massimali molto blandi, spesso e volentieri emessi a regolazione premio sul fatturato dell'azienda, sui dipendenti o sugli ospiti della struttura) sono stati oggetto di disdetta o sostituzione urgente, con un enorme aggravio di spese per le aziende sanitarie private.

La nuova assunzione di polizze di Responsabilità Civile Professionale per questo tipo di strutture, quindi, cambia completamente sia nelle modalità di assunzione (questionario di assunzione del rischio), sia nella tassazione (aumento delle tariffe di circa il 30%) e, ovviamente, anche nelle coperture (polizze *Claims Made*, con massimali più alti, inclusione della clausola di retroattività decennale o illimitata e della clausola postuma) e nella performance post-vendita. Da una parte una maggiore consapevolezza del rischio e una maggiore adeguatezza della copertura al rischio, dall'altra un aumento esponenziale dei costi.

Anche se non tutti gli assicuratori entrano nel mercato della *Medical Malpractice*, alcuni fanno solo capolino mentre altri si defilano completamente, i *players* in gioco sono comunque abbastanza per poter fare un confronto sia del *wording* di polizza che delle tariffe applicate.

Febbraio 2020, con l'arrivo del Virus SARS CoV-2, traccia una linea netta di demarcazione che prima porta tutti i giocatori (Compagnie) rimaste in campo a staccare completamente la spina dell'assunzione del rischio e successivamente solo alcune, pochissime, a riprendere l'assunzione del rischio, inizialmente attraverso polizze convenzione e successivamente (seconda metà del 2021) con polizze a primo rischio, ma con una attentissima valutazione. I questionari di proposizione del rischio cambiano, le pagine da compilare sono molte di più e contengono, oltre alle domande di routine, anche appendici relative a tutti i dispositivi di sicurezza Covid 19 attuati nella struttura e un'intervista completa sui contagi avvenuti sia da parte degli ospiti sia degli addetti ai lavori interni ed esterni.

Le assunzioni sono sottoposte a una scrupolosa selezione dell'assicurato e riservate alla Direzione del Ramo delle Compagnie e, come potete immaginare, le tariffe sono cresciute ancora.

Per l'ennesima volta, la mancata regolamentazione della Legge, che

---

[14] Le comunità alloggio per anziani sono strutture con massimo 9-12 posti letto spesso condotte da società di persone a conduzione familiare nelle quali il servizio medico è prestato direttamente dalle ASL di competenza del territorio dove è ubicata la struttura.

doveva avvenire con l'uscita dei Decreti Attuativi, assieme a tutte le difficoltà che l'attuale Pandemia ha recato alla società, porta il tema della Responsabilità Civile Professionale in Sanità nell'anarchia e nel caos.

LA SANITÀ ASSICURATA

PILLOLE ASSICURATIVE #30
LE SPESE LEGALI

"Affidare l'incarico a un legale o a un perito di parte da parte dell'assicurato non deve essere considerato un atto di ostilità nei confronti della propria compagnia di assicurazioni anzi significa facilitare un dialogo tra le parti finalizzato alla risoluzione della pratica di sinistro e di conseguenza alla liquidazione del danno."

Partendo da questo inciso, abbastanza chiaro ed esaustivo, si vuole evidenziare, in questa Pillola, l'importanza di una buona **copertura di Tutela Legale** che dovrebbe sempre accompagnare la stipula di un'altrettanta buona copertura di Responsabilità Civile Professionale.

In tutti i settori professionali, artigianali e imprenditoriali in genere, la necessità quotidiana di ricorrere ai professionisti del settore liberale, soprattutto degli avvocati, è un appuntamento fisso. I continui cambi di normative, decreti e circolari nei vari ambiti e settori, rendono indispensabile la continua consulenza legale e/o peritale, così come è difficile non inciampare su eventuali sanzioni, controversie amministrative, in ambito della sicurezza, in ambito del diritto sul lavoro o sull'emergente rischio della *cyber security* e la perdita dei dati sensibili, per non parlare del danno reputazionale. Tutte situazioni che comporteranno spese legali e peritali a cui far fronte attraverso ingenti fuoriuscite economiche ben lontane dai bilanci previsionali di inizio anno.

Nel settore sanitario, questi casi, aumentano a dismisura. Basti pensare che un potenziale danneggiato può tranquillamente effettuare una denuncia penale e successivamente costituirsi parte civile nell'eventuale processo contro un medico o una struttura sanitaria. Già difendersi per tale procedimento comporterebbe un esborso economico abbastanza ingente solamente per incaricare ed eleggere domicilio presso uno studio legale specializzato. Non solo! L'incarico di un perito di parte (ad esempio un medico legale) che assista l'imputato nell'Accertamento Tecnico Preventivo è una spesa ancor più pesante dal punto di vista economico, del legale difensore stesso.

Supponiamo, a questo punto, che le cose vadano di male in peggio e che nel corso del procedimento il Giudice ricorra più volte alla Consulenza Tecnica di Ufficio, sarà sempre a spesa dell'imputato ricorrere, in propria difesa, a incaricare Consulenti Tecnici di Parte, che possano, attraverso le proprie relazioni, confutare, smentire o accordarsi in pieno con quanto relazionato dal Tecnico del Tribunale.

Spesso gli assicurati si chiedono se la propria copertura di Responsabilità Civile copra questa tipologia di spese e altrettanto spesso, non conoscendo bene la materia assicurativa, pensano di aver risolto il problema avendo incluso nello stesso **contratto di polizza di Responsabilità Civile** la **clausola di Tutela Legale**.

Non è così, purtroppo!

La polizza di Responsabilità Civile Professionale copre per legge fino alla concorrenza del 25% del massimale anche le spese legali ma solo in ambito civile e solo attraverso un legale incaricato dalla compagnia di assicurazioni e, si ribadisce, solo ed esclusivamente le spese legali, **non quelle peritali**. La famosa clausola che si può includere in alcuni modelli di polizza, anche essa, è un assaggio di quello che può rappresentare **una vera e propria polizza di Tutela Legale**, poiché, innanzitutto ha un massimale ridotto e a seconda del tipo di modello di polizza contratto, della compagnia di assicurazioni e del testo della clausola stessa, può coprire con un proprio legale (quindi scelto dall'assicurato stesso), sia la difesa civile sia quella penale. Quello che ci si dovrebbe chiedere è:

- Il massimale sarà capiente per tutti i gradi di giudizio?
- È compresa la stragiudiziale?
- In tutto ciò, continueranno a gravare sull'assicurato le spese peritali?

Per non incorrere in queste brutte sorprese la migliore soluzione è sempre quella di stipulare un contratto di polizza dedicato e tagliato e cucito a misura del proprio rischio.

LA SANITÀ ASSICURATA

PARTE SECONDA
LE 10 DOMANDE

PER OGNI COSA UNA DOMANDA

"[…] qualunque fatto doloso o colposo, che cagiona ad altri un danno ingiusto, obbliga colui che ha commesso il fatto a risarcire il danno […]"
Art. 2043 Cod. Civ.

Che cosa è la Responsabilità Professionale? Da dove nasce l'esigenza di assicurare la propria professione?

La risposta è semplice, proprio dall'inciso scritto nelle prime due righe di questa pagina. Quest' articolo del Codice civile, il 2043 per dovere di cronaca, ha fatto cadere sulla testa di tutti il peso della responsabilità civile nei confronti di terzi in caso di "fatto illecito", anche e soprattutto nello svolgimento della propria attività.

Nel rispondere alla seconda delle domande sovraesposte automaticamente rispondiamo anche alla prima: la Responsabilità Civile Professionale si configura proprio nel momento in cui, durante l'esercizio della propria attività professionale, si verifichi un fatto (evento sinistroso) doloso o colposo, che cagioni ad altri (un cliente o un paziente) un danno, obbligando proprio colui che lo ha commesso a risarcirlo!

E ora un po' di storia…

Nel corso del tempo questo rischio si è evoluto e in molte attività, come in quella medico-sanitaria, è stato protagonista indiscusso e costante nelle aule di giustizia sia civile sia penale, ispirando sentenze discordanti tra loro che hanno fatto la storia della giurisprudenza del nostro Paese. Un rischio che, proprio a causa, dell'interpretazione delle norme che lo hanno regolato, è sempre stato fondamentale da coprire con una apposita polizza assicurativa e che solo recentemente il legislatore ha deciso o, paradossalmente, cercato di normare in modo definitivo.

Il primo atto legislativo che ha cercato di regolamentare la Responsabilità Civile Professionale di tutte le attività, con esclusione, proprio, di quella medico-sanitaria che segue una regolamentazione propria, è il D.P.R. 137/2012, che rende obbligatoria, a partire dal 15/08/2012, per tutti i professionisti (sia essi persone fisiche o giuridiche) la polizza di RC Professionale.

Il settore medico-sanitario dovrà attendere ancora un mese per avere a che fare con il Decreto n. 158 del 13/09/2012 emesso dall'allora Ministro della Salute Renato Balduzzi, successivamente convertito nella Legge n.189 del 08/11/2012.[15] Una norma che per ben cinque anni ha reso impossibile, in termini di giustizia civile e penale (e, di conseguenza, anche in termini assicurativi) la vita professionale alla maggior parte dei *camici bianchi* italiani. Purtroppo, molte sono state le lacune lasciate dalla norma che hanno dato spazio a molte interpretazioni da parte dei giudici e dei magistrati tentando di applicarla nel migliore dei modi.

Nonostante le proteste da parte delle varie associazioni di categoria inoltrate alle autorità competenti, le manifestazioni, gli scioperi in corsia, l'avvento della medicina difensiva, il tutto sempre a discapito dell'utenza finale oltre che degli esercenti la professione sanitaria e delle strutture sia pubbliche sia private, c'è voluto un altro lustro prima di rimettere le mani sull'argomento cercando di ritrovare il bandolo della matassa.

A marzo del 2017 con la promulgazione della Legge n.24, anche detta Legge Gelli-Bianco,[16] dal nome dei relatori in parlamento, si inizia a vedere qualcosa di nuovo, seppur parzialmente. Un impianto normativo innovativo, che tendeva sì a difendere il paziente/consumatore ma anche a tutelare il sanitario, finora vittima costante di studi legali e società di *tutoring*, che si approfittavano proprio di quelle lacune della norma precedente per colpire nel loro patrimonio i medici intentando cause di risarcimento danni (proprio come vent'anni prima, in un altro settore assicurativo, quello automobilistico, dove alcuni avvocati o periti facevano affari con finti "colpi di frusta" che arricchivano le tasche loro e dei loro clienti, a discapito delle compagnie assicurative e delle vere vittime della strada).

Sfortunatamente, però, a sei anni dalla promulgazione della Legge 24, il bilancio non possiamo ritenerlo positivo. Di fatti è vero che questa è una Legge che ha un ottimo impianto normativo ma è pur sempre un'ossatura statica di una regolamentazione priva di muscoli e tendini, mancante, insomma, di tutti quei decreti attuativi che avrebbero dovuto regolamentare fattivamente tutti gli iter tecnici, attesi dalla platea di operatori del settore, non solo sanitari ma anche professionisti del settore legale e medico-legale,

---

[15] v. pag. 132
[16] v. pag. 166

compagnie e intermediari assicurativi, associazioni di categoria e autorità di controllo.

DOMANDA N. 1

Sono un medico neo-specializzato e dovrei assicurarmi per la Responsabilità Civile Professionale, mi è stato detto che questo tipo di coperture hanno un costo elevatissimo, quasi insostenibile, come posso fare?

RISPOSTA: Prima di tutto va stabilito l'ambito professionale nel quale si svolgerà la propria attività, perché esiste una grande differenza sia in termini di copertura sia in termini economici tra il medico dipendente di Struttura Sanitaria Pubblica, il medico dipendente di Struttura Privata (secondo quanto previsto dalla Legge Gelli-Bianco) e il medico libero professionista. Secondo quanto previsto dall'attuale normativa, nei primi due casi elencati, seppur differentemente operante, è necessaria una copertura di sola **Colpa Grave**, mentre per l'ultimo caso occorre una polizza completa a **Primo Rischio**.

Presta attenzione a quelle coperture promosse da associazioni o sindacati con un premio di molto inferiore alla media del mercato assicurativo perché, di certo, in seguito alla stipula leviteranno aggiungendo clausole che dovrebbero essere già ricomprese all'interno di un buon contratto di polizza! Stai attento anche alle quote associative che annualmente dovrai versare all'associazione che ha stipulato la polizza madre alla quale stai per aderire!

LA SANITÀ ASSICURATA

DOMANDA N. 2

Considerata l'insperata attesa dell'uscita dei decreti attuativi interministeriali relativi alla Legge Gelli- Bianco, che dovranno stabilire il massimale minimo di polizza, quale devo scegliere per la mia assicurazione di RC professionale?

RISPOSTA: Partiamo sempre dall'ambito in cui svolgi la tua professione:
- Nell'ipotesi in cui tu sia dipendente di struttura pubblica, non sceglierei meno di € 5.000.000,00 visto che in caso di sinistro dovrai vedertela con la Corte dei Conti per danno patrimoniale.
- Se sei dipendente di struttura privata potresti scegliere un massimale simile. In ogni caso non scenderei assolutamente sotto € 3.000.000,00 perché la rivalsa potrebbe arrivare sia dalla Corte dei Conti sia dalla compagnia di assicurazione della struttura, che ha pagato il sinistro e vuole rivalersi sull'effettivo medico che ha materialmente svolto l'operato e cagionato il danno.
- Nel caso tu sia un libero professionista con tutto il cuore ti consiglio un minimo di € 2.000.000,00.

Sono scelte opinabili, questo è vero, ma sono pronto a darne giustificazione di seguito. L'errore che di solito si commette è quello di abbassare al minimo per pagare il minimo. Sto sbagliando?
Non credo!
Non dimenticare, però, che il massimale è il valore massimo che la compagnia di assicurazione liquiderà in caso di sinistro e, come ben sai, i sinistri da *medical malpractice* non sono spiccioli. Quindi scegli il valore più idoneo, confrontalo con la reale attività che stai praticando, con i tuoi

colleghi o con altri specialisti, ma non basarti solo sul premio di polizza. Il tipo di massimale da scegliere potrebbe anche essere imposto dalla struttura nella quale si presterà il proprio operato o dal tipo di incarico ricevuto, o in alternativa, se si professa, solo ed esclusivamente, nel proprio studio privato o in più strutture/ambulatori privati.

Nel caso della sola copertura di Colpa Grave per i dipendenti pubblici/privati, ricordati che il tribunale preposto è la Corte dei Conti.

Comunque vada non avere il braccino corto… stai sempre mettendo al sicuro il tuo patrimonio personale!

LA SANITÀ ASSICURATA

DOMANDA N. 3

Quanto devo inserire per le clausole di retroattività e postuma?

RISPOSTA: Le assicurazioni in genere vengono emesse tutte e indistintamente con la clausola *Claims Made*. In sostanza, con questo regime si assume che il sinistro venga "attivato" dalla richiesta di risarcimento che l'assicurato riceve e, pertanto, le relative garanzie operano dal momento in cui tale richiesta è ricevuta. Conseguenza di tale clausola è che tutte le richieste di risarcimento pervenute in vigore di contratto, ma riferibili a eventi sinistrosi accaduti precedentemente la stipula, non sono risarcibili a termini di polizza né, tantomeno, quelle richieste di risarcimento pervenute in epoca di ultrattività con riferimento al periodo in cui la polizza era in vigore.

Un'ulteriore conseguenza di questo regime è l'importanza di mantenere nel tempo lo stesso assicuratore (in senso di impresa), al fine di non perdere anni di copertura tra la precedente e la successiva compagnia. Fortunatamente la Legge Gelli-Bianco ha reso obbligatorie per tutte le polizze di Responsabilità Civile Professionale l'inserimento automatico di 10 anni di retroattività e altrettanti di ultrattività.

Ovviamente, il mercato assicurativo sta assorbendo la normativa con molta lentezza e al momento solo 3-4 compagnie hanno già acquisito il nuovo regolamento e stanno emettendo contratti che già soddisfino i requisiti di retroattività e ultrattività richiesti dalla Legge.

LA SANITÀ ASSICURATA

DOMANDA N. 4

Tra tutte le compagnie esistenti quale è la più affidabile?

RISPOSTA: Il rischio *medical malpractice* non è un rischio gradito alle compagnie di assicurazione soprattutto alle generaliste, ossia quelle che siamo abituati a sentire per le polizze dell'auto, copertura per la casa, attività, risparmio. Il motivo è facilmente intuibile, in caso di sinistro denunciato (solamente denunciato!) la compagnia deve obbligatoriamente vincolare l'intero massimale di polizza a quella pratica, svincolarlo dal conto economico e includerlo completamente nelle riserve, questo fino a che non vengano espletati tutti i gradi di giudizio e stabilita l'entità del risarcimento con sentenza insindacabile e incontestabile. Capisci da te che potrebbe, per la maggior parte delle imprese, non essere proprio un business redditizio.

Al momento sono pochissime le compagnie generaliste che contraggono il rischio sanitario e chi è ancora nel mercato emette solo contratti a primo rischio, per soli liberi professionisti (non tutte le specializzazioni) e con regole assuntive molto ferree (difficilmente troveremo player generaliste pronte ad assumere rischi per specializzazioni con attività chirurgica, invasiva o medicina estetica).

Attualmente è sicuramente più vantaggioso il mercato intercontinentale o anglosassone che, seppur ugualmente rigido nelle regole di assunzione, non esclude a priori realtà specialistiche particolari, soggetti con sinistri e/o circostanze alle spalle e comunque è l'unico mercato che tutt'oggi emette contratti di Colpa Grave per i dipendenti di struttura.

Comunque il mio consiglio è quello di evitare sempre compagnie sconosciute che propongono premi fuori mercato o troppo bassi rispetto alle medie. Per esperienza posso garantire che prima o poi chiuderanno il rischio oppure i battenti o, ancora peggio, disdiranno tutto il portafoglio lasciando nei guai soprattutto quei clienti che hanno denunciato circostanze e/o sinistri pregressi in fase di assunzione e/o in vigore di contratto trovando in questi ultimi un barlume di speranza per poter continuare a professare la propria missione.

DOMANDA N. 5

Ho provato a leggere alcune delle Condizioni Generali di qualche proposta di polizza pubblicata in rete (relative a coperture di Responsabilità Civile Professionale per il settore medico sanitario) ma alcune definizioni non riesco proprio a comprenderle.

- Che cosa è il "massimale aggregato" a erosione?

RISPOSTA: Questa forma di massimale è presente, quasi sempre, nelle cosiddette **polizze convenzione** stipulate da associazioni o sindacati di categoria inter-specialistica. Per definizione il "massimale aggregato a erosione" è l'importo massimo liquidato dalla polizza madre nell'arco temporale di vigore del contratto, condiviso da tutti gli aderenti fino alla completa erosione dello stesso. Si intuisce facilmente che, nel caso limite, nell'eventualità di un sinistro oneroso di un singolo aderente, possa esaurirsi completamente il massimale aggregato, i restanti aderenti si ritroverebbero senza copertura fino alla fine della durata contrattuale. Questo escamotage, completamente legale, limita l'esposizione al rischio della compagnia, aumentando la possibilità di assunzione e tendendo alla diminuzione dei premi.

- Che cosa si intende per "franchigia" e "scoperto" e che differenza intercorre tra le due?

RISPOSTA: Sia la "franchigia" sia lo "scoperto" sono quella parte di danno che rimane a carico dell'assicurato. La franchigia è espressa in cifra fissa mentre lo scoperto in forma percentuale. È ovvio dedurre che nella franchigia si ha una immediata e naturale percezione della propria quota di danno a carico mentre nello scoperto, essendo in forma percentuale, non è possibile stabilire a priori l'entità, che sarà direttamente proporzionale a quella del danno stesso.

- Che cosa s'intende per "Responsabilità Solidale"?

RISPOSTA: Si parla di "Responsabilità Solidale" quando più soggetti sono chiamati a rispondere per una violazione o per un'obbligazione in posizione di parità. In ambito medico, la "Responsabilità Solidale" scatta quando si commette un errore insieme a dei colleghi, che arreca danno al paziente e ne consegue che tutti i responsabili siano partecipi del risarcimento.

Ti consiglio caldamente di controllare sempre che le Condizioni Generali di Assicurazione contengano questa clausola perché è facile che, per esempio, durante un intervento chirurgico o in fase di esame diagnostico, una *equipe* di professionisti possa cagionare danno.

Credo fermamente che una buona copertura senza la "Responsabilità Solidale" sia completamente inutile!

DOMANDA N. 6

Che differenza c'è tra polizze di primo rischio e secondo rischio?

Risposta: Sulla differenza tra queste terminologie utilizzate si fa molta confusione, stai attento!

Spesso e impropriamente si attribuisce il primo rischio alla copertura per attività libero professionale e la seconda per i dipendenti del Servizio Sanitario Nazionale.

SBAGLIATISSIMO!

I termini assicurativi sopra indicati si riferiscono all'operatività di più polizze contratte per il medesimo rischio e derogano alla cosiddetta coassicurazione indiretta (ogni polizza risponde in proporzione), disciplinando quale polizza interviene per prima e che le eventuali altre presenti operino solo a esaurimento dei massimali delle precedenti dalle stesse prestate. [17]

---

[17] v. pag. 29 – Pillola Assicurativa #16

DOMANDA N. 7

Cosa si intende per atti invasivi? Che differenza c'è tra questi ultimi e l'intervento chirurgico? Come tutelarsi in polizza da errori commessi per attività diagnostica invasiva?

RISPOSTA: Alla prima domanda ti rispondo semplicemente che la definizione di atto invasivo può variare da normativo a normativo e quindi dovrai assolutamente far riferimento alle definizioni contenute in ogni singolo contratto.

Qualora all'interno delle definizioni di atto invasivo non sia ricompreso quello che cerchi (ahimè!) la tua attività svolta sarà, salvo deroghe, automaticamente equiparata alla medesima specializzazione che svolge attività chirurgica.

Va evidenziato che tale pratica vale solo per le polizze a primo rischio per attività libero professionale. Di fatto, alcun riferimento alle attività invasive viene fatto per le polizze di Colpa Grave per i dipendenti di Strutture Pubbliche e di Strutture Private.

DOMANDA N. 8

Ricapitoliamo: con una polizza di Responsabilità Civile Professionale otterrei una copertura sia in ambito civile sia penale in tutti e tre i gradi di giudizio?

Risposta: ASSOLUTAMENTE NO!
La polizza di Responsabilità Civile Professionale copre solo in ambito civile, in tutti e tre i gradi di giudizio e anche nel processo di mediazione e nello stragiudiziale.
Ricorda che il 25% del massimale da RC è sempre destinato alle spese legali, sempre in ambito civilistico e sempre con un legale scelto dalla compagnia di assicurazione con la quale hai stipulato il contratto.
Non esiste una polizza che copra la responsabilità penale! Anche se dove c'è un danno da RC è quasi automatica la denuncia penale.
In quest'ultimo caso ti consiglio di abbinare a una polizza Responsabilità Civile Professionale anche una copertura di Tutela Legale. Quest'ultima copre all'assicurato, fino alla concorrenza del massimale di polizza, quelle spese legali che deve sostenere per difendersi o promuovere alcune tipologie di contenziosi sia in ambito civile sia penale scegliendo il proprio/propri professionisti di fiducia. La compagnia di assicurazione in caso di sinistro rimborserà le parcelle dei professionisti in via indiretta all'assicurato o in alcuni casi anche per via diretta al professionista.

Su una richiesta di risarcimento danni in via stragiudiziale oppure su un procedimento civile già instaurato davanti al giudice vorresti essere seguito dal tuo legale di fiducia, oltre a quello gratuitamente messo a disposizione dalla compagnia di assicurazione della tua Responsabilità Civile Professionale (che farà, ovviamente, gli interessi di quest'ultima piuttosto che i tuoi!)? Dovrai sicuramente spendere dei soldi! Parallelamente al giudizio civile è scattato anche un giudizio penale nei tuoi confronti? Devi nominare immediatamente un legale per la difesa e quindi dovrai spendere dei soldi!

Parliamoci chiaro, tutti conosciamo nel bene o nel male i costi della giustizia e a questi ultimi si devono sommare le parcelle dei professionisti che lavorano in questo campo, basti pensare che per una difesa ci vogliono circa €. 2.000,00, vale la pena, per poche centinaia di euro l'anno non rischiare e tutelarsi con una buona copertura di tutela legale che, invece, ti mette a disposizione un generoso massimale a protezione del tuo patrimonio, della tua professione e della tua famiglia.

Pensaci, riflettici e fatti consigliare!

DOMANDA N. 9

Si è parlato molto di Corte dei Conti e di Colpa Grave, cosa sono?

RISPOSTA: La Corte dei Conti è un organo di rilievo costituzionale, autonomo e indipendente da altri poteri dello Stato cui la Costituzione ha affidato importanti funzioni di controllo e giurisdizionali.

In ogni ordinamento democratico è previsto che un organo di rilievo costituzionale, posto in posizione di autonomia e indipendenza rispetto al Governo e al Parlamento, vigili sulla corretta gestione delle risorse pubbliche, sul rispetto degli equilibri finanziari complessivi, sulla regolarità, efficacia ed efficienza.

Quanto ai soggetti controllati, oltre alle amministrazioni pubbliche, la competenza della Corte dei Conti può estendersi alle imprese pubbliche e ad altri enti, anche di diritto privato, che utilizzano fondi pubblici o possono recare danno a pubbliche proprietà.

Nel nostro caso, è l'organo delegato di pronunziarsi riguardo la Colpa Grave di un medico dipendente di Struttura Pubblica o Struttura Privata.

La colpa è "Grave" quando la violazione dell'obbligo di diligenza è particolarmente grossolana, con un discostamento molto evidente del comportamento dell'agente dalle regole di diligenza, prudenza e perizia che il caso concreto avrebbe richiesto di osservare. La garanzia di Colpa Grave deve essere coperta da polizze assicurative specifiche (o inserita come clausola all'interno di una copertura a Primo Rischio), ed è sempre stata a totale carico del dipendente e non delle Aziende Sanitarie Ospedaliere/Locali né delle strutture private. [18]

---

[18] v. pagg. 45, 47 e 49

DOMANDA N. 10

Quali sono i cambiamenti più importanti che l'introduzione della Legge Gelli-Bianco ha apportato sulla Responsabilità Civile Professionale per l'esercente la professione sanitaria?

RISPOSTA: La Legge Gelli-Bianco ha stravolto la Responsabilità Civile Sanitaria in ambito medico-sanitario introducendo novità e cambiamenti rispetto alla precedente Legge Balduzzi che è stata sempre sottoposta a interpretazioni della giurisprudenza.

LA SANITÀ ASSICURATA

IN SINTESI

Quindi per facilità di comprensione e anche per semplicità mnemonica di tutto quello che ci siamo detti fino ad ora, ti ricapitolo gli obblighi assicurativi per ogni tipologia di attività professionale svolta.

- I medici dipendenti del Servizio Sanitario Nazionale hanno l'obbligo di assicurarsi per la sola Colpa Grave per l'eventuale rivalsa promossa dall'ente attraverso la Corte dei Conti. Alcuni ospedali hanno la rivalsa facile e altri ancora sono in auto-ritenzione ma la Corte dei Conti chiede al medico di pagare il danno erariale se l'ente risarcisce con soldi pubblici il sinistro di cui avrebbe colpa anche il medico.
- I medici dipendenti degli ospedali privati accreditati Servizio Sanitario Nazionale o delle Strutture Private in genere sono obbligati ad assicurarsi con apposita polizza specifica ai sensi della Legge 24 del 08/03/2017 sia per la garanzia di Colpa Grave per l'eventuale rivalsa promossa attraverso la Corte dei Conti sia per l'eventuale rivalsa che la compagnia di assicurazione della struttura voglia promuovere nei confronti del professionista a seguito di sinistro pagato.
- I medici di famiglia al pari di tutti i liberi professionisti, convenzionati o no con il Servizio Sanitario Nazionale, sono obbligati a coprire per intero il rischio di Responsabilità Civile Professionale.
- I medici specializzandi devono assicurarsi per la reale attività svolta.
- I tirocinanti in medicina generale devono assicurarsi

poiché nessuna norma prevede la loro esenzione.
- I medici liberi professionisti devono assicurare per intero il rischio di Responsabilità Civile Professionale secondo la/le propria/e reale/i attività svolta/e.

PARTE TERZA
IL DECRETO ATTUATIVO

UN PRIMO PASSO

Successivamente l'8 marzo 2017 e, di conseguenza, a seguito della promulgazione e conseguente entrata in vigore della Legge Gelli-Bianco, tutti gli addetti ai lavori hanno atteso l'uscita dei decreti attuativi interministeriali che avrebbero reso efficace ed efficiente un impianto normativo monco. In particolare, il più atteso, probabilmente, quello **contenente lo schema standard con anche e soprattutto i massimali minimi di polizza sia per le strutture sia per gli esercenti la professione sanitaria.**

All'inizio del 2021, con ben quattro anni di ritardo rispetto a quanto previsto nella norma, una bozza di Decreto attuativo fu oggetto di un punto all'OdG della Conferenza Stato-Regioni, ma in quella sede non fu raggiunta alcuna intesa. La causa fu proprio il mancato accordo sulla parte in cui per poter godere della copertura assicurativa delle polizze di rischio professionale i sanitari avrebbero dovuto essere in regola con almeno il 70% degli obblighi formativi previsti dal piano di formazione continua dell'ultimo triennio.

A seguito di una adeguata rivisitazione e correzione, il Decreto è stato nuovamente presentato e finalmente approvato il 09/02/2022.[19] Il nuovo testo del decreto interministeriale (recante il regolamento per la determinazione dei requisiti minimi delle polizze assicurative per le strutture sanitarie e sociosanitarie pubbliche e private e per gli esercenti le professioni sanitarie, dei requisiti minimi di garanzia e per le condizioni generali di operatività delle altre analoghe misure , anche di assunzione diretta del rischio e delle regole per il trasferimento del rischio nel caso di subentro di un'impresa di assicurazione, nonché per la previsione nel bilancio delle

---

[19] v. pag. 190

strutture di un fondo rischi e di un fondo costituito dalla messa a riserva per competenza dei risarcimenti relativi ai sinistri denunciati) avrebbe atteso il parere del Consiglio di Stato. [20]

Quali sono le novità che si sarebbero introdotte con la prima stesura, rivisitate, corrette e migliorate nella seconda, approvata il 09/02/2022?

Tra le novità più rilevanti confermate troviamo lo stralcio della parte in cui, per poter godere della copertura assicurativa delle polizze di rischio professionale, i sanitari avrebbero dovuto essere in regola con almeno il 70% degli obblighi formativi previsti dal piano di formazione continua dell'ultimo triennio. La misura resta comunque in vigore ma nelle modalità previste dal Decreto PNRR e con riferimento temporale al triennio formativo 2023-2025.

Quanto poi ai massimali minimi di garanzia delle coperture assicurative obbligatorie per Responsabilità Civile verso terzi, per le strutture che svolgono anche attività chirurgica, ortopedica, anestesiologica e parto, il massimale dovrà essere non inferiore a cinque milioni per sinistro, aumentando così l'indicazione del vecchio testo che era di quattro milioni. Si specifica poi che i massimali di garanzia potranno essere rideterminati annualmente. Sparisce ogni riferimento al "centro di gestione unitario" che si sarebbe dovuto occupare della gestione del rischio di Responsabilità Civile in ambito sanitario della struttura, qualora questo fosse stato gestito in modo accentrato.

---

[20] v. pag. 192

LA SANITÀ ASSICURATA

LE NOVITÀ PIÙ IMPORTANTI ARTICOLO PER ARTICOLO

Da un'attenta lettura, possiamo definire una prima analisi degli articoli più importanti.

Nell'**articolo 1**, viene citato il glossario contenente tutte le definizioni dei termini applicati nel provvedimento. In particolare, risaltano agli occhi le definizioni ai punti f) e g) nelle quali si individua l'esercente la professione sanitaria e attività libero professionale e la definizione alla lettera o) nella quale si cita il sinistro associato al principio *Claims Made*, clausola oramai richiamata in, praticamente, tutti i tipi di contratti di assicurazione per la Responsabilità Civile Professionale, che subito dopo l'emanazione della Legge 24 del 08/03/2017 è stata protagonista indiscussa nei tribunali per stabilire la validità all'interno degli stessi contratti sopra citati.

Si può notare, anche, come nello stesso articolo venga definita anche la SIR (*Self Insurance Retention*), ossia la gestione interna alla struttura della quota del rischio non assicurata (compresa all'interno della franchigia espressa sul contratto di polizza).

Nell'**articolo 2**, viene definito l'oggetto dell'intervento normativo suddiviso in questi punti cardine:
- Requisiti minimi di garanzia dei contratti assicurativi di Responsabilità Civile Professionale per le strutture sanitarie e socio-sanitarie pubbliche e private e per gli esercenti la professione sanitaria.
- Requisiti minimi di garanzia e condizioni di operatività delle altre analoghe misure.
- Regole per il trasferimento del rischio a impresa assicuratrice subentrante.

- Regole per la previsione, nel bilancio delle strutture sanitarie e socio-sanitarie pubbliche o private, di un fondo rischi e di un fondo costituito dalla messa a riserva per competenza dei risarcimenti relativi ai sinistri denunciati.

L'articolo 3 individua l'oggetto della garanzia assicurativa, proponendo lo stesso livello di garanzia sia che l'esercente la professione sanitaria venga scelto dal paziente, sia che quest'ultimo sia dipendente della struttura o meno, allo scopo di uniformare e ampliare il livello di sicurezza del paziente. Specifica, inoltre, che l'esercente la professione sanitaria possa essere coperto da polizze convenzione o polizze collettive stipulate da organizzazioni sindacali o dalla stessa struttura.

Prevede, con la funzione di stabilizzare il premio assicurativo delle polizze di Responsabilità Civile Professionale, la variazione in aumento e/o in diminuzione del premio di tariffa all'atto della nuova stipula o del rinnovo del contratto di polizza in funzione al verificarsi o meno dei sinistri in corso di validità del contratto, nonché la variazione in diminuzione in relazione all'assolvimento certificato nel triennio precedente dell'obbligo formativo e di aggiornamento previsto dalla normativa vigente. In caso di azione diretta del danneggiato nei confronti dell'assicuratore, il diritto di rivalsa da parte di quest'ultimo potrà essere esercitato qualora l'assicurato non abbia regolarmente assolto all'obbligo formativo e di aggiornamento previsto dalla normativa vigente in materia di educazione continua in medicina per il triennio formativo precedente il fatto generatore di responsabilità.

Il professionista potrà essere garantito anche da polizze collettive o polizze convenzioni.

Specifica, inoltre, la non opponibilità dell'eccezione al danneggiato nel caso di azione diretta alla compagnia assicuratrice e nell'ipotesi di copertura dell'esercente la professione sanitaria prestata dalla struttura attraverso analoghe misure di cui all'art. 10 della Legge delega.

L'articolo 4 delinea in modo inequivocabile i massimali minimi di garanzia delle polizze assicurative, come riportato nella tabella alla pagina seguente.

LA SANITÀ ASSICURATA

ATTIVITÀ PRATICATE	STRUTTURE	ESERCENTI LA PROFESSIONE SANITARIA
AMBULATORI SOLO ATTIVITÀ CLINICHE	€. 3.000.000 - ANNUO €. 1.000.000 - SINISTRO	
TUTTE LE ATTIVITÀ CON ESCLUSIONE DI QUELLE CHIRURGICHE, ANESTESIOLOGICHE, ORTOPEDICHE E PARTO	€. 6.000.000 - ANNUO €. 2.000.000 - SINISTRO	€. 3.000.000 - ANNUO €. 1.000.000 - SINISTRO
ATTIVITÀ CHIRURGICHE, ANESTESIOLOGICHE, ORTOPEDICHE E PARTO	€. 15.000.000 - ANNUO €. 5.000.000 - SINISTRO	€. 6.000.000 - ANNUO €. 2.000.000 - SINISTRO

La norma prevede la rivisitazione dei massimali in ordine all'andamento del Fondo di Garanzia per i danni da responsabilità sanitaria.

L'articolo 5 definisce l'efficacia temporale della garanzia assicurativa, nella forma *Claims Made*. La disposizione richiama il concetto di ultrattività direttamente dalla Legge e la procedura di preavviso da parte dell'assicurato riguardo ai casi di sinistro denunciati.

Nell'**articolo 5-bis** disciplina i limiti al diritto di recesso da parte dell'assicuratore, limitato ai soli casi di reiterata condotta gravemente colposa dell'esercente, accertata con sentenza definitiva e che abbia comportato un risarcimento del danno.

L'articolo 6 disciplina gli obblighi di pubblicità e trasparenza in capo alle strutture e agli esercenti le professioni sanitarie.

Nell'**articolo 7**, viene regolamentato il sistema di eccezioni opponibili, indicando che sono opponibili al danneggiato, previa sottoscrizione di clausola contrattuale da approvare specificatamente per iscritto attraverso appendice di polizza.

L'**articolo 8** stabilisce che tutte le Strutture Sanitarie possono ricorrere, in alternativa al contratto di assicurazione, alle misure analoghe di copertura previste dalla Legge, previa apposita delibera approvata dai vertici della Struttura Sanitaria che ne evidenzia, altresì, le modalità di funzionamento.

Gli **articoli 9, 10 e 10-bis** regolamentano la costituzione del Fondo di Garanzia e del Fondo Riserva Sinistri (stabiliti nella Legge 24 del 08/03/2017).
Tali articoli definiscono lo scopo e la finalità di ogni Fondo, le condizioni di operatività il relativo sistema di ricostituzione e interoperabilità tra Fondi, al fine di non duplicare gli importi, accantonati mediante attualizzazione del rischio e la rimodulazione del rischio.

Strettamente collegato ai precedenti articoli è l'**articolo 11** che obbliga alla certificazione dei Fondi attraverso revisore legale o collegio sindacale, con applicazione delle norme di impignorabilità delle somme accantonate per il risarcimento del danno.

L'**articolo 12** disciplina il subentro contrattuale di una impresa assicuratrice in funzione dell'efficacia temporale della copertura.

Nell'**articolo 13** si esplica e regolamenta il rapporto con l'assicuratore nella gestione del sinistro nei casi in cui parte del rischio non sia assicurata (*SIR*/Franchigia).

L'**articolo 14** regola la funzione di Governo del rischio sanitario e gestione dei sinistri.

L'**articolo 15** regola la gestione dei sinistri in funzione delle procedure di controllo e *Risk Management*, obbligando di fatto la struttura a dotarsi di strumenti, risorse e processi che possano minimizzare l'evento sinistroso.

Infine, nell'**articolo 16** sono elencate le norme transitorie e finali del provvedimento. Tra queste, gli assicuratori dovranno predisporre i nuovi contratti di assicurazione in conformità ai requisiti minimi entro ventiquattro mesi dall'entrata in vigore del decreto.
Le polizze sottoscritte prima dell'entrata in vigore del presente decreto, se non conformi ai nuovi requisiti minimi, resteranno in vigore e saranno

considerate idonee fino alla scadenza e comunque non oltre i successivi ventiquattro mesi. [21]

---

[21] Fonte https://www.quotidianosanita.it/governo-e-parlamento/articolo.php?articolo_id=102192

LA SANITÀ ASSICURATA

COSA PORTERÀ IL DECRETO

Vorrei concludere questa breve ma fondamentale parte del libro con il ricordare che l'obbligo all'assicurazione è stato pensato dal legislatore in primis per i pazienti che devono poter contare su una tasca capiente in caso di domanda risarcitoria per *Medical Malpractice* comprovata, dall'altra parte è stata scritta anche per gli esercenti la professione sanitaria che, traendo vantaggio dall'ombrello assicurativo, possono praticare la loro attività con maggior serenità senza quelle ansie e quelle paure genitrici della cosiddetta "medicina difensiva".

Il decreto porterà (e scrivo al futuro perché manca ancora il parere del Consiglio di Stato) grandi novità, soprattutto, in ambito assicurativo: l'azione diretta nei confronti dell'assicuratore della struttura o dell'esercente che detiene il rapporto contrattuale con il paziente già legittimata dalla norma promulgata nel 2017 come citato dall'art.12. Resta la mancanza d'obbligo a contrarre invece per le compagnie di assicurazioni.

Questa situazione provocherà ovviamente, un costante monitoraggio da parte degli assicuratori del settore, già pochissimi per via della grande fuga per la mancanza di stabilità del rapporto sinistri/premi, nei prossimi 24 mesi, tempo dettato dal Decreto per l'aggiornamento dei normativi di polizza al nuovo regolamento. Dipenderà proprio dalla tenuta tecnica del Decreto, in questo lasso temporale, il futuro del mercato assicurativo del ramo *Medmal*.

...PERMETTETEMI UNA CRITICA...

Lo schema contenuto nella bozza del Decreto attuativo approvato dalla Conferenza Stato-Regioni,[22] a mio avviso, pecca enormemente sulle condizioni di sostenibilità tecnica per le compagnie di assicurazione. Sia in passato sia proprio in questi anni, abbiamo visto gli assicuratori in fuga da questo rischio, proprio perché il rapporto premi/sinistri era infruttuoso e insostenibile, in uno scenario in cui i massimali erano arbitrariamente scelti dal contraente/assicurato e non esisteva un obbligo di retroattività e di postuma decennale (introdotti con la Legge 24 del 08/03/2017).

Essere *compliant* con questo impianto normativo potrebbe essere pericoloso per strutture, medici, operatori sanitari e pazienti. L'uscita delle compagnie dal rischio *Medmal* potrebbe estendersi anche agli ultimi esigui *players* ancora presenti nel mercato e lo scopo del Legislatore sarebbe completamente disatteso.

Il decreto deve ancora passare al vaglio del Consiglio di Stato, spero si faccia un passo indietro e ci si segga a una tavola rotonda con tutti i partner in gioco, compresa l'ANIA, rappresentante delle imprese assicuratrici protagoniste fondamentali in questa storia.[23]

---

[22] v. pag. 192
[23] Al momento della pubblicazione di questo manoscritto il Consiglio di Stato ha bocciato quanto vagliato il 09/02/2022 – Siamo al punto di nuovo al partenza!

PARTE QUARTA
TUTELA LEGALE

INTRODUZIONE ALLA TUTELA LEGALE

"[…] Le prime forme di questa assicurazione furono realizzate in Francia nel XIX secolo: si trattava di garanzie a favore di medici per la riscossione degli onorari e per difenderli a fronte di loro eventuali responsabilità professionali. […]"
Wikipedia

Senza farlo di proposito questa tipologia di copertura, la Tutela Legale, nasce proprio per i medici e proprio per la difesa dalle cause di risarcimento danno per Responsabilità Civile Professionale. Ma non solo! Continuando a leggere le successive righe che Wikipedia mette a disposizione degli utenti si scopre che "[…] Le prime polizze, così come le intendiamo oggi, sono state realizzate dalla società Defense Automobile et Sportive in Francia nel 1917, e più precisamente nella città di Le Mans, per offrire una protezione ai partecipanti alla famosissima gara automobilistica della 24 Ore di Le Mans, per tutelarli nel caso avessero causato incidenti gravi."

Ci troviamo in casi particolari in cui un rischio genera di fatto un nuovo rischio.

La Responsabilità Civile in genere, seppur coperta dalle apposite polizze, comporta di fatto richieste di risarcimento di danno che possono essere affrontate sia in sede giudiziaria sia extragiudiziaria. Anche se un quarto del massimale di una polizza a copertura del rischio RC copre sempre e in ogni caso le spese legali e peritali derivate da un eventuale sinistro risarcibile a termini di contratto, è pur vero che l'assicurato non sarà seguito da un avvocato di sua fiducia bensì da un legale della compagnia di assicurazioni (che farà gli interessi di quest'ultima, considerato che proprio questa dovrà in caso di soccombenza pagare il danno in vece dell'assicurato) e se vorrà anche un suo professionista dovrà pagarlo di tasca propria. Non è tutto, il nostro assicurato resta scoperto, anche, da una eventuale azione penale (la responsabilità penale non è assicurabile!) e dovrà anche preoccuparsi di trovare un adeguato difensore che ne tuteli i diritti, sostenendone le spese, nonché, in casi poi non troppo rari purtroppo, sostenere anche le parcelle onerose dei periti d'ufficio e di parte oltre alle spese processuali.

Non pensate solamente ai medici, questo discorso vale per tutti i liberi professionisti, per le grandi aziende, le PMI, i negozianti e anche le famiglie. Difatti, è sufficiente traslare il discorso fatto prima sullo sventurato automobilista che, per qualsivoglia motivazione, resta coinvolto con altri mezzi in un incidente che comporti il decesso di uno dei coinvolti ed ecco che, d'ufficio, la procura aprirà un procedimento penale ai fini dell'accertamento delle responsabilità e all'istante incomberanno sulle restanti teste spese di difesa, di perizie e di processo.

Proprio dalla necessità di trovare una protezione del proprio patrimonio nasce l'esigenza di assicurare questo rischio e il mercato Europeo, sempre attento a recepire le richieste dei propri clienti, inizia a sfornare le prime soluzioni assicurative mentre la Comunità Europea, nel 1987 con la Direttiva CEE n. 347, ne regolamenta la distribuzione

Le assicurazioni di Tutela Legale, seppur rappresentino un mercato mondiale di circa 10 miliardi di Euro, non sono ancora molto diffuse in Italia. Probabilmente i motivi vanno ricercati nella scarsa conoscenza dei prodotti assicurativi *Taylor Made*, dall'incapacità di alcuni operatori del settore di proporla ai propri clienti, dalla scarsa pubblicità mediatica e, soprattutto, dal fatto che la garanzia di tutela legale è stata inclusa quale clausola aggiuntiva, con massimali molto limitati, nella maggior parte dei contratti attualmente esistenti, senza distinzione di settore.

La troviamo accessibile nei contratti auto, infortuni, rimborso spese mediche, protezione della casa e dei fabbricati, responsabilità civile professionale ecc. Il problema delle clausole è che restano pur sempre tali e non possono garantire una copertura completa e sartoriale come è giusto che sia. Possono andar bene per le polizze da bancone ma sicuramente non terranno conto delle vere e proprie esigenze del cliente in merito a questo rischio. In passato, prima che la Direttiva 87/347/CEE regolamentasse anche questo argomento, proprio la Clausola di Tutela Legale fu messa sotto processo da molti operatori del settore, soprattutto dalle associazioni di consumatori, relativamente all'utilizzo della stessa in risposta alla chiamata come terzo in causa della stessa compagnia che prestava la garanzia di responsabilità civile. Come potete capire si configurava un conflitto di interesse, poiché non poteva essere lo stesso assicuratore a prestare le medesime garanzie.

LA SANITÀ ASSICURATA

Altri operatori del settore hanno commercializzato in passato polizze a copertura di questo rischio con premi bassissimi che non sfioravano nemmeno un centinaio di euro, vendendone, con grande abilità di marketing e comunicazione, il premio e lasciando in secondo piano il massimale, ovviamente molto basso, evidenziando il nome della polizza quale Tutela Legale e specificando, in modo meno evidente, che copriva solo l'ambito civile piuttosto che il penale e viceversa. Tutto fatto nella massima onestà, seguendo però i giusti canoni del *Marketing Mass Market*, che in questo ambito non ritengo siano del tutto idonei.

Proprio la scarsa percezione del rischio e l'aspettativa di un premio considerevolmente basso hanno, a mio parere, avuto una buona parte di responsabilità nella diffusione di questa tipologia di copertura, che oggi si configura una delle più importanti.

La polizza di Tutela Legale, così come qualsiasi altro tipo di contratto e soprattutto nell'area medico-sanitaria, deve essere la sintesi di un complesso processo di analisi delle reali esigenze del cliente, deve essere sottoposta a un mercato assicurativo di riferimento del rischio proposto, un mercato di nicchia, composto da *player* assicurativi di comprovata esperienza nell'assunzione e nella gestione di questo preciso rischio, talvolta specializzati solo ed esclusivamente in questo, traendone le *best quote* da comparare in termini di normativo/costo e sottoporre al cliente per una scelta mirata a soddisfarne sia le necessità che il portafogli.

LA SANITÀ ASSICURATA

LA TUTELA LEGALE E LA PANDEMIA

Attualmente, a seguito della Pandemia da Covid-19 e dell'inizio dell'emergenza sanitaria in Italia, in tema di responsabilità civile e suoi ambiti operativi, l'art. 42 del Decreto Cura Italia ha stabilito che il contagio da Coronavirus in ambito lavorativo è stato equiparato a "infortunio sul lavoro". Questo è stato confermato dall'INAIL attraverso la circolare n. 13 del 3 aprile 2020 e successivamente chiarita dalla circolare n. 22 del 20 maggio 2020.

Ciò vuol dire che:

"Nell'ipotesi in cui il contagio si sia diffuso nell'ambiente di lavoro con conseguenze gravi sotto il profilo sanitario per i lavoratori colpiti - potendosi configurare una responsabilità di tipo penale del datore di lavoro (ovvero colui che riveste tale qualifica ai sensi del D. Lgs. n. 81/2008) per i reati definiti dagli articoli 589 e 590 del Codice penale (lesioni personali colpose gravi o gravissime commessi con violazione delle norme sulla tutela della salute e sicurezza sul lavoro, fino alla possibilità dell'omicidio colposo in caso di decesso del lavoratore) – il datore di lavoro potrebbe essere esposto non solo all'azione giudiziale promossa dai lavoratori per il risarcimento del cd. Danno differenziale, bensì anche all'azione di regresso dell'Inail prevista dall'art. 11 del D.P.R. 1124/1965 per le somme pagate dall'Ente a titolo di indennità e per le spese accessorie." [24]

Il datore di lavoro è infatti quel soggetto che, secondo il *Testo unico sulla sicurezza nei luoghi di lavoro,* [25] è titolare del rapporto di lavoro con il

---

[24] v. circolare INAIL n. 13 del 3 aprile 2020
[25] v. D.lgs. 09/04/2008 n. 81

lavoratore ovvero il soggetto che, a seconda dell'organizzazione aziendale che dirige, ha la responsabilità dell'organizzazione stessa o dell'unità produttiva in quanto esercita i poteri decisionali e di spesa.

Gli obblighi di esclusiva competenza del datore di lavoro sono:
- la redazione del documento che consegue la valutazione dei rischi presenti negli ambienti lavorativi;
- la nomina del responsabile del servizio di prevenzione e protezione dai rischi (RSPP).

Qualora il Datore di lavoro non ottemperi ai suoi doveri in materia di salute e sicurezza negli ambienti di lavoro, commette sempre un reato di tipo amministrativo e penale.

PARTE QUINTA
IL RISCHIO CYBER

CYBERCRIME – LE ORIGINI

[…] Un crimine informatico è un fenomeno criminale che si caratterizza nell'abuso della tecnologia informatica sia hardware che software, per la commissione di uno o più crimini […]
Wikipedia

Il *cybercrime* si identifica con degli atti ben precisi che hanno degli scopi altrettanto precisi.
Quali sono le origini di questo fenomeno?
Tra la fine del XX e l'inizio del XXI secolo, con il divagare della tecnologia informatica, dei *personal computer* e l'accrescimento dell'utilizzo della rete internet, si verificano i primi episodi di violazione di sistemi con azioni non dannose a causa degli *hackers* che, con intenti artistici o politici, attuavano accessi illegali non riconducibili all'accrescimento illecito del proprio profitto personale. Episodi con tali propositi si accentuano alla fine degli anni Ottanta dai cosiddetti *crackers* che iniziano ad avere contezza dell'alto potere remunerativo di questo criminoso *"cyber-game"*.
Da quel momento in poi, tutte quelle fantasie celebrate dal mondo del cinema, attraverso pellicole quali *Wargame*, *Tron*, la serie *I Ragazzi del Computer*, diventano realtà suscitando le reazioni degli Stati, tanto che anche il Consiglio d'Europa emana una "Raccomandazione sulla Criminalità Informatica". Attraverso questa si invitano gli Stati a perseguire penalmente i reati informatici citati in una lista, lista che nel corso del tempo subirà sostanziali modifiche.
La prima lista del sopra citato documento conteneva i seguenti reati:

- Frode informatica.
- Falso in documenti informatici.
- Danneggiamento di dati e programmi.
- Sabotaggio informatico.
- Accesso abusivo ai sistemi altrui.
- Intercettazioni non autorizzate.
- Riproduzione di software protetti.
- Riproduzione di hardware protetti.

Nel 1994, a soli quattro anni dalla prima stesura, lo stesso Consiglio d'Europa amplia la lista di reati di cui sopra, inserendo anche:

- Il commercio di codici ottenuti illegalmente.
- La diffusione di virus e malware.

Tutti i reati elencati sono poi effettivamente emersi negli anni successivi la Raccomandazione del Consiglio d'Europa e sono stati atti criminosi protagonisti di reali fatti di cronaca a firma non solo di *crackers* ma anche di terroristi politici, religiosi, ecoterroristi e non solo.

Quali sono e quante sono a oggi le forme nelle quali si concretizza il *cybercrime*?

Il crimine informatico si può dividere in due macrocategorie:

- utilizzo della tecnologia per compiere l'abuso;
- utilizzo dell'elaboratore nella commissione del reato.

Nella prima categoria ritroviamo lo **spam** e il **malware**, nella seconda il **cyber-stalking**, la **frode**, il **phishing**, lo **spaccio di sostanze illecite**, il **terrorismo**, il **cyberbullismo**, ecc.

Le tipologie di reato in Internet possono essere di svariati tipi oltre a quelle citate: dal messaggio offensivo inviato per posta elettronica, alla diffusione di immagini diffamatorie o pedopornografiche, al download di risorse protette dal diritto d'autore.

Chi corre i rischi più grandi a seguito di un **attacco cyber**?

Sarebbe scontato dire tutti. Ma anche se in effetti è così, gli effetti negativi più ingenti si possono risentire abbondantemente nella produzione, nella pubblica amministrazione ecc.

Il rischio più grande per un'azienda, pubblica o privata, si configura nel momento in cui interruzioni, errori o attacchi ai sistemi informatici o ai dati della stessa possano comportare significativi costi extra in grado di compromettere i risultati economici di un'azienda (ad esempio, quando si sente parlare di violazione della privacy o della perdita di dati). Il problema principale non è se dovesse capitare ma quando succederà!

I costi che un'azienda deve sostenere per riprendersi da un attacco informatico sono variabili in base all'intensità dello stesso ma sono sicuramente dei costi extra che possono essere risparmiati a fronte di una protezione preventiva. Il fermo attività, uno dei rischi più temuti dalle aziende, la perdita dell'immagine pubblica, i costi che derivano dal ripristino della stessa o comunque dal pagamento delle parcelle dei professionisti che dovranno curare le pratiche innanzi alle autorità competenti, prima fra tutti proprio l'autorità garante per la *privacy*. Per non parlare dei danni materiali che possono influire sugli stessi apparati *hardware* e *software* colpiti dall'attacco.

Non tutti comprendono l'importanza di una copertura assicurativa in questo ambito, anche se tale soluzione risulta essere un vero mix tra una polizza tradizionale e un pacchetto di assistenza vero e proprio per non restare impantanati nel buio più completo in una situazione che può comportare in un millesimo di secondo la perdita di affari di un'impresa senza limite dimensionale o di fatturato.

LA SANITÀ ASSICURATA

CYBERCRIME IN SANITÀ

Il crimine informatico, come abbiamo visto, ha avuto una propria evoluzione durante il corso degli anni direttamente proporzionale all'innovazione tecnologica e delle infrastrutture delle telecomunicazioni. I malintenzionati hanno affinato la propria abilità nella ricerca, strutturando una netta correlazione tra vittima e profitto. Attraverso informazioni che solo nel *Dark Web* è possibile reperire, i criminali informatici riescono a effettuare vere proprie statistiche su quale tipologia di attacco sia più remunerativo rispetto a un altro e su quale settore, studiando di fatto la "domanda" dei propri committenti.

Dal 2012 a oggi è andato sempre in crescendo tale fenomeno proprio nel comparto sanitario, settore dove proprio negli ultimi due anni gli attacchi sono quadruplicati rispetto al biennio precedente. Il vettore di attacco, nella sanità, è destinato a crescere nel prossimo futuro.

L'avvento della digitalizzazione delle cartelle cliniche, l'utilizzo intenso della rete per la prenotazione delle prestazioni sanitarie, l'utilizzo della telemedicina hanno prodotto una maggiore dipendenza delle aziende sanitarie dai sistemi informatici per la raccolta e trattamento dei dati sanitari e medici altamente sensibili.

Ma perché i dati sanitari sono così ricercati dai *crackers*?

In generale i dati sono richiesti per ragioni economiche e di *marketing*. Basti pensare, in particolare, a come l'uso delle informazioni sanitarie di un certo numero di soggetti possa influenzare la produzione farmaceutica di una determinata società o di una azienda produttrice di apparecchi elettromedicali, protesici o terapici.

Determinante, a conclusione di questo tema, anche la facilità nel prelevare tali dati, perché, non si può non pensare a quanto la sicurezza informatica sia il tallone di Achille delle Aziende Sanitarie Italiane:

- Utilizzo di sistemi operativi obsoleti.
- Mancanza di adeguati livelli di protezione.
- Assenza di un monitoraggio dei rischi.
- Carenza di personale specializzato in *cybersecurity*.
- Budget non adeguati.

I 46 milioni di euro previsti dal PNRR per la cosiddetta **Transizione digitale** dovrebbero, in parte, essere destinati proprio per adeguare i sistemi di sicurezza informatica della Pubblica Amministrazione.

Tuttavia, non sono solo le grandi strutture e i grandi sistemi a essere presi di mira. Il fenomeno si estende anche a medici e operatori sanitari: in fondo colpire il piccolo dovrebbe essere più facile (anche se non è sempre così). *Phishing*, *Shitstorm* sui social, ricatti digitali, false informazioni che dovrebbero cadere nell'oblio e che ancora circolano in rete sono alcune delle tipologie di attacco verso personalità, autorevolezze e non solo che devono costantemente tutelare la propria immagine al fine di non perdere la propria credibilità pubblica e di conseguenza il proprio lavoro.

La pandemia da Covid 19, negli ultimi tre anni e ai fini del mantenimento del distanziamento sociale, l'inizio del confronto bellico in Europa non hanno certamente aiutato il contenimento del traffico dei dati sensibili nelle reti pubbliche e private, consentendo di fatto un aumento smisurato degli atti criminosi con conseguente perdita di dati e, in molti casi, fermi ingenti delle attività, con riflessi ancora più importanti su un'utenza finale che era già stata devastata dal Virus.

LA SANITÀ ASSICURATA

CYBERCRIME, SMART WORKING E COVID-19

Il Covid - 19 ha apportato una sostanziale modifica all'approccio naturale al lavoro: lo *smart working*. Quest'ultimo ha determinato l'aumento in contrastante della pirateria informatica, come riportato da Ivan Cimmarusti in un articolo dell'autorevole quotidiano Il Sole 24 Ore (del 16/03/2020) che ha individuato cinque diversi campanelli d'allarme di frode informatica:

"Cinque alert
Il monitoraggio ha permesso di individuare 5 diversi «alert» di frode:
1. false e-mail che giungono da un centro medico giapponese, con in allegato un file con presunti aggiornamenti sullo stato di avanzamento del coronavirus. Si tratta di un malware in grado di trafugare dati bancari e personali;
2. viene inviato per posta elettronica un file zip con un documento excel contenente dati sul coronavirus. In realtà si tratta di un virus, questa volta informatico, di tipo Rat, che riesce a intercettare ogni azione svolta dal computer;
3. sempre con un Rat, sono inoltrate nel pc delle false relazioni con file «CoronaVirusSafetyMeasures.pdf»;
4. un altro sistema è attuato attraverso e-mail in apparenza di istituti bancari, in cui sono riportate informative alla clientela sulle policy per l'emergenza da coronavirus. Anche in questo caso i dati contenuti nei sistemi sono vulnerabili;
5. gli sciacalli dell'emergenza utilizzano anche l'e-mail dell'Organizzazione mondiale della sanità per inviare software malevoli in grado di infettare i computer"[26]

L'adozione delle misure di *smart working* consente alle aziende di introdurre elementi di flessibilità e migliorare la produttività. Ma senza una

---

[26] v. https://www.ilsole24ore.com/art/virus-e-cyber-pirati-5-alert-truffe-ADm8rbC

piattaforma di *cyber-security* adeguata, lo *smart working* si trasforma in un enorme rischio.

Ecco 10 consigli utili da adottare secondo **Chubb European Group SE**,[27] una delle compagnie più all'avanguardia nella protezione di questi rischi:

1. Prepararsi ad affrontare i problemi delle risorse IT, sia dal punto di vista del personale sia a livello tecnologico.
2. Assicurarsi che rete, *software* e applicazioni siano aggiornati.
3. Assicurarsi che le risorse siano allineate, prima che si verifichi un incidente.
4. Rivedere le *policy* in atto e monitorare tutte le possibili eccezioni in termini di sicurezza.
5. Usare l'autenticazione a più fattori: se non è già stata implementata, ora è il momento.
6. Connettersi a Internet solo tramite una rete protetta.
7. Usare password complesse.
8. Cliccare su *link*, aprire allegati e scaricare *software* solo se provenienti da risorse affidabili.
9. Verificare gli URL dei siti web prima di condividere informazioni riservate. I criminali informatici possono creare siti web fasulli in cui sia l'URL sia la *homepage* appaiono molto simili a quelli di un sito affidabile (come il proprio fornitore di assistenza sanitaria, la banca o il provider di posta elettronica). Invece di seguire il collegamento nell'e-mail, è conveniente digitare l'URL manualmente. E assicurarsi che il sito che si sta visitando contenga *https* nell'URL: questi siti sono più sicuri di quelli con *http*.
10. Non rispondere a richieste di informazioni da fonti sconosciute, soprattutto se la richiesta riguarda informazioni o password identificabili come personali. I criminali informatici cercheranno di convincere le persone a condividere informazioni riservate, fingendo di essere un nostro conoscente o collaboratore di lavoro.

---

[27] https://www.chubb.com/it-it/businesses/resources/dieci-consigli-per-proteggersi-da-attacchi-cyber---chubb.html

COME RISOLVERE

La polizza **Cybercrime** è una copertura **esplicita**, che va a coprire anche quel gap di scoperture in presenza di polizze già in essere quali la Responsabilità Civile, la *Crime* e la *Property*. Tutela l'azienda, il libero professionista, la PMI anche se non sono il diretto bersaglio dell'attacco ma, obliquamente, ne prendono danno (pensiamo ad attacchi ai fornitori di dati, gestori, *cloud* ecc). Protegge il cliente indennizzandolo, non solo, per le spese di compromissione dei dati ma, anche, per le spese che dovrà sostenere per l'immediata risposta e per il recupero.

La **copertura assicurativa cyber** non compromette l'efficacia dei team di sicurezza IT, ne integra le competenze e protegge un'impresa dall'ignoto.

LA SANITÀ ASSICURATA

PARTE SESTA
LA SANITÀ INTEGRATIVA

IL CONTESTO DI RIFERIMENTO

«Abbi cura del tuo corpo,
è l'unico posto in cui devi vivere.»
Jim Rohn

Nel 2018 il Servizio Sanitario Nazionale ha compiuto 40 anni. Fu istituito nel 1978 dall'allora Ministro della Sanità Tina Anselmi, con il compito non solo di curare la malattia ma anche di prevenirla e di educare i cittadini alla salute.

Un compleanno poco allegro, perché proprio nel 2018, per la prima volta in assoluto, l'Organizzazione Mondiale della Sanità ha lanciato l'allarme sulla sostenibilità del modello italiano.

Alcuni dati rispetto a dieci anni fa sui quali dovremmo riflettere profondamente:

- Meno 70.000 posti letto.
- Meno 10.000 professionisti del settore sanitario.
- Meno 175 ospedali.
- 83% dei macchinari elettromedicali sono obsoleti.
- Abbiamo i medici più vecchi d'Europa: il 52% dei medici italiani ha più di 55 anni!

Le liste di attesa nel Lazio sono infinite:

- più di 65 giorni per una risonanza magnetica al ginocchio;
- più di 71 giorni per una ecografia all'addome;
- più di 80 giorni per una visita ginecologica;
- più di 130 giorni per una visita cardiologica;
- più di 180 giorni per una mammografia.

Più di undici milioni di italiani nell'ultimo anno hanno dovuto rinviare o rinunciare a prestazioni sanitarie a causa di difficoltà economiche, non riuscendo a pagare di tasca propria.

L'avvento della pandemia da COVID 19 ha drammaticamente peggiorato questo aspetto con oltre 1 milione di visite rimandate o addirittura annullate.

Il crollo del Sistema Sanitario italiano è apparso evidente proprio durante la Fase 1 dell'emergenza nazionale da pandemia per **Coronavirus**. I continui tagli alla sanità effettuati dai governi di fine XX e inizio XXI secolo hanno comportato i dati attuali sopra riportati e il collasso di tutto l'impianto.

Il Governo è dovuto correre immediatamente ai ripari accettando gli aiuti esteri sugli apparecchi elettromedicali utili alla gestione delle terapie intensive nonché all'assunzione urgente di personale sanitario nelle strutture pubbliche (anche specializzandi al penultimo/ultimo anno di specializzazione).

La spesa sanitaria privata pro capite media è di circa 570 euro l'anno. Nella regione Lazio di 500 euro l'anno pro capite.

Le famiglie italiane riusciranno a sostenere le loro spese sanitarie?

LA SANITÀ ASSICURATA

LA SANITÀ INTEGRATIVA

Mai come in questo momento la sanità privata diventa indispensabile per la ripresa e l'adeguamento del Servizio Sanitario Nazionale. E altrettanto importante e necessario per l'utente finale è una copertura assicurativa, o affine, che lo continui a sostenere parallelamente al servizio pubblico.

Attualmente, seppur ancora poche per far fronte alla massa critica esistente di richieste di prestazioni sanitarie, gli unici strumenti di sanità integrativa esistenti sono le assicurazioni sanitarie e le casse mutue o fondi sanitari, che possono essere stipulati sia in forma autonoma sia in forma collettiva. A tal proposito, un esempio sono quelli caratterizzati e normati dai Contratti Collettivi Nazionali del Lavoro, rientranti nel cosiddetto Welfare Aziendale: un primo e importante passo verso l'utilizzo della Sanità integrativa.

Ma cosa è il Welfare, e perché risulta essere una vera e propria dimostrazione di utilizzo di forme assicurative collettive per garantire alla maggior parte dei cittadini la fruizione di quei servizi sociali ritenuti indispensabili?

Un'alternativa di distribuire la premialità in una azienda, incentivata dalla possibilità per il datore di lavoro di usufruire di una deduzione fiscale per l'intero importo Welfare e per il lavoratore di acquisirne i benefici senza alcuna imposizione di tassazione né a monte né a valle. Il risultato finale è ammortizzare la precarietà degli apparati governativi senza intaccare i diritti dei cittadini.

Molte aziende oggi utilizzano questo strumento ma sono ancora poche rispetto al tessuto economico italiano ed è per questo che c'è bisogno di diffondere cultura della salute, di continuare a educare il cittadino e promuovere tutti gli strumenti alternativi alla sanità pubblica. Una missione, oso dire, la cui delega è stata affidata agli intermediari assicurativi e ai promotori mutualistici: due facce della stessa medaglia con compiti che ci appaiano simili ma che in realtà sono molto diversi e che, peraltro, rispecchiano in pieno le soluzioni che propongono ai loro potenziali clienti.

Le soluzioni che vengono proposte sono prodotte (mi arrogo il diritto di utilizzare questo termine per rendere meglio l'idea) da tre figure in particolare che detengono il mercato della sanità integrativa:

- Fondi sanitari.
- Le compagnie di assicurazioni.
- Le società di mutuo soccorso.

LA SANITÀ ASSICURATA

FONDI SANITARI

Cugini di primo grado dei **fondi d'investimento**, che caratterizzano anche e non solo, il terzo pilastro della previdenza complementare con i **fondi pensione**, prendono da questi ultimi solo la struttura gestionale e di costituzione come complessità. Rientrano nella presunta sanità integrativa di carattere negoziale e sono, di base, delle no-profit di carattere collettivo, amministrate di solito anche dai rappresentanti dei lavoratori oltre che da quelli delle aziende aderenti.

I **fondi sanitari** sono, tendenzialmente, rivolti ai dipendenti di un'azienda oppure agli appartenenti a una determinata categoria professionale o ancora ai residenti di un determinato territorio. I fondi territoriali o aziendali devono garantire prestazioni non inferiori a quelle previste dal sistema sanitario nazionale.

Va comunque evidenziato che in nessun caso tali fondi sanitari integrativi devono applicare principi di solidarietà e collettività senza discriminazione sullo stato di salute degli aderenti. Può comunque essere accettato un limite d'ingresso in base all'età.

LE COMPAGNIE DI ASSICURAZIONE

Tra i soggetti protagonisti della sanità integrativa ritroviamo le **compagnie di assicurazione**. Produttori instancabili di coperture assicurative indirizzate sia alla protezione da grandi rischi sia all'eventualità di malattia e infortuni, solitamente a fronte del pagamento di un premio (ultimamente mensile con addebito diretto sul conto corrente del contraente). Si caratterizzano rispetto ai loro *competitor*, rappresentati dai fondi sanitari e dalle società di mutuo soccorso, per costi, modalità e tempi ma anche per prestazioni integrative rispetto a quelle offerte dal Servizio Sanitario Nazionale.

Il mercato assicurativo permette di strutturare in modo *Taylor made* le proprie soluzioni di assicurazione sulla base delle proprie effettive esigenze. È evidente che le compagnie di assicurazione applicano pesanti criteri di selezione: ad esempio, sono previsti limiti di età all'ingresso, accertamenti sullo stato di salute degli assicurati, questionari anamnestici preassunzione che, una volta esaminati dalle sedi assuntive preposte, porteranno alla delibera decisionale di assicurare (o meno) il cliente e se applicare (o meno) franchigie o scoperti su eventuali (tutti o solo su alcuni) sinistri dovessero occorrere.

Formalmente le polizze emesse dalle compagnie di assicurazione sono standardizzate e vengono emesse dalla maggior parte degli assicuratori con coperture differenti a seconda delle esigenze del cliente: possono prevedere il solo rimborso delle spese sostenute oppure l'indennizzo diretto, prevedono coperture per le sole prestazioni relative le malattie oncologiche e i grandi interventi chirurgici oppure una copertura più completa. Di solito distinte in base al rapporto premio/prestazione sono abbastanza costose e spesso riservate a un *target* medio alto di clientela.

Non sono assolutamente detraibili fiscalmente né deducibili, a meno che non siano utilizzate e quindi intestate a persone giuridiche che in qualche modo ne possano ammortizzare i costi su base imponibile, ma per le famiglie nulla da fare!

In caso di sinistro, la compagnia può comunque disdire il contratto a scadenza dell'anno assicurativo, lasciando privo di copertura l'assicurato e, comunque, in caso di riassunzione da parte di altra compagnia potrebbe avere problemi avendo diagnosi negative precedenti che potrebbero penalizzarne il premio o il contratto stesso con franchigie e/o scoperti.

LA SANITÀ ASSICURATA

LE POLIZZE SANITARIE

L'ansia da liste di attesa, data dall'inefficienza del Servizio Sanitario Nazionale, e gli enormi costi della sanità privata danno modo alle compagnie di assicurazioni di creare il business delle polizze sanitarie. Coperture di natura indennitaria che rimborsano all'assicurato le spese sostenute per prestazioni sanitarie private o rimborso del ticket del Servizio Sanitario Nazionale a seguito della presentazione di documentazione medica e fiscale attinente a una serie di eventi di natura patologica o da infortunio inclusi nelle garanzie di polizza.

Inizialmente utilizzate in forma di indennizzo indiretto, con l'avvento dei *network* sanitari convenzionati con le compagnie di assicurazione, si trasformano in coperture con indennizzo diretto, che permettono all'assicurato di usufruire di tutti i servizi erogati dal *network* sanitario convenzionato senza anticipi di denaro. Come tutte le soluzioni assicurative, sono sempre in divenire sia nella forma sia nel contenuto e, soprattutto, nella proposizione commerciale all'utente finale.

Quelle che inizialmente erano garanzie per i soli "grandi interventi chirurgici e malattie oncologiche" si arricchiscono di tutte le altre tipologie di ricovero con e senza interventi chirurgici, implementandosi successivamente con tutte le prestazioni di diagnostica extra ricovero, visite specialistiche, alta diagnostica e formule di indennizzo per diaria giornaliera per ricovero presso strutture private e/o convenzionate o, in alternativa per chi avesse in sede di sinistro usufruito del Servizio Sanitario Nazionale, un rimborso in forma di indennità sostitutiva da ricovero con o senza intervento chirurgico. Fino al giorno d'oggi, dove anche gli interventi di natura plastica o estetica vengono ricompresi in polizza.

Resta palese che per poter sottoscrivere un contratto di questo genere, essendo tali coperture soggette alla finalizzazione di un profitto per l'impresa di assicurazione, queste devono sottostare alla regola del rapporto

Sinistri/Premi. Pertanto, per accedere a tali garanzie, risulta necessario per l'impresa fare delle selezioni prima della stipula, attraverso dei questionari di assunzione del rischio in forma anamnestica. Conoscendo, di fatto, le patologie pregresse, gli assuntori del ramo possono aumentare eventualmente il premio di polizza, inserire scoperti o franchigie o addirittura escludere alcune patologie dalle garanzie prestate e, per giunta, rifiutare totalmente la contrazione del rischio. Altro filtro, e quindi criterio per l'assunzione, è l'età d'ingresso dell'assicurato che di solito è limitata ai 60/65 anni.

La durata massima della polizza rende il rischio sostenibile per le compagnie. Infatti, le polizze sanitarie possono essere sottoscritte per una durata contrattuale annuale o poliennale, anche se di fatto a ogni rinnovo di contratto, e non solo, la compagnia può, unilateralmente, avvalersi della facoltà di recesso o di non rinnovo del contratto di assicurazione (o di rinnovarla per una durata inferiore, con un premio differente, con franchigie o scoperti non presenti nel contratto di origine o con un premio nettamente maggiore rispetto al precedente).

L'età di uscita dalle garanzie è fissata sui 65/70 anni, età per la quale volenti o nolenti l'essere umano inizia ad accusare patologie dovute alla vecchiaia ed all'usura dei tessuti, tale discriminante proprio per questo motivo risulta determinante al fine di bilanciare la performance economica della soluzione assicurativa.

Le polizze sanitarie pur essendo una sorta di sostituzione, o meglio integrazione, delle prestazioni sanitarie erogate dal Servizio Sanitario Nazionale non sono detraibili IRPEF come del resto tutte le altre prestazioni erogate dai servizi pubblici e privati, seppur più di una volta siano stati proposti nelle apposite sedi governative emendamenti o proposte di legge che le rendessero tali.

Soluzioni assicurative proposte dalle compagnie, sia in forma individuale sia in forma collettiva, sono utilizzate spesso dalle aziende o dalle pubbliche amministrazioni per i loro dipendenti e rappresentano, in particolar modo per le prime, un modo per abbattere il fisco essendo queste ultime deducibili dai costi aziendali.

Il *target* di questa tipologia di copertura è medio-alto, con una indiscussa capacità di risparmio e un'alta spendibilità. Per questo motivo i premi annui di tali coperture hanno sempre seguito il frazionamento standard annuale o semestrale e solo nell'ultimo periodo sono state commercializzate con addebito SSD presso il proprio conto corrente bancario o sulla propria carta di credito.

LA SANITÀ ASSICURATA

LE POLIZZE MALATTIA
COPERTURE PER SINDROMI INFLUENZALI DI NATURA PANDEMICA

Purtroppo, a seguito degli eventi occorsi a partire da febbraio 2020 con la proclamazione dello Stato di Emergenza per pandemia da SARS CoV-2, meglio conosciuto come **Covid 19** o altrimenti Coronavirus, molti rischi assicurativi sono cambiati e altri si sono affacciati nella piazza del mercato degli assicuratori come emergenti. Molti di questi ultimi, derivano da un *gap* di scopertura, un cosiddetto vuoto assicurativo lasciato da quelle polizze che, nel momento della stesura del normativo, non avevano previsto il caso **sindrome influenzale di natura pandemica**, nonostante, seppur non nel nostro Paese, queste patologie siano state protagoniste delle cronache giornalistiche internazionali degli ultimi anni.

Nel caso delle polizze sanitarie o dei sussidi sanitari proposti dalle mutue, ogni assicurato o socio dovrà andare a vedere nel normativo del prodotto assicurativo o nel regolamento del proprio sussidio se le "Sindromi Influenzali di natura pandemica" risultano incluse o escluse nella copertura/sussidio sottoscritto.

…e nel caso non fossero comprese?

Alcune compagnie nazionali si sono subito adoperate al fine di creare prodotti *Stand Alone* a costi contenuti, coperture assicurative indennitarie che coprano l'assicurato dal solo rischio di contrazione da **sindromi influenzali di natura pandemica**, indirizzate sia a chi vuole effettivamente coprirsi dal solo rischio interessato sia a chi, già possessore di una copertura sanitaria, non ha tale garanzia inclusa nella propria attuale polizza.

Come già menzionato si tratta di una copertura indennitaria, ossia a fronte del contagio di uno dei virus compresi nella copertura e a seconda del trattamento sanitario ricevuto per stabilizzare il decorso della patologia, il cliente/assicurato riceverà un indennizzo espresso o tramite una diaria giornaliera, a secondo del piano scelto/premio pagato e/o un capitale stock a rimborso, sempre variabile in base al piano scelto/premio pagato.

Il **Covid 19** ha cambiato i nostri stili di vita, introdotto il distanziamento sociale, lo *smart working* e tante altre novità che, non solo hanno già sconvolto ma sconvolgeranno drasticamente il modello sociale dell'umanità, la propria economia e la quotidianità di ogni persona.

LA SANITÀ ASSICURATA

LE SOCIETÀ DI MUTUO SOCCORSO

Le società di mutuo soccorso sono delle associazioni nate nel XVIII secolo per sopperire alle carenze dello Stato Sociale e aiutare i lavoratori in caso di incidenti sul lavoro o malattia, casi che potevano portare l'aderente alla perdita del posto di lavoro.

Le società di mutuo soccorso, così come i fondi sanitari sono enti senza finalità di lucro e sono a libera adesione, individuale e volontaria, senza alcuna destinazione a una specifica categoria di lavoratori, persone o territori.

L'art. 46 della Legge 833/78, [28] che istituiva il Servizio Sanitario Nazionale, norma anche l'intervento delle società di mutuo soccorso nel campo della sanità integrativa. Viene sancito in questo articolo che:

"gli enti mutualistici costituiti volontariamente possono erogare prestazioni integrative dell'assistenza sanitaria nazionale e, più precisamente
1. trattamenti e prestazioni sociosanitarie (con eventuale accesso agevolato in riferimento a tempi di attesa e tariffe) in caso di infortunio, malattia, invalidità al lavoro, inabilità temporanea o permanente;
2. rimborsi e sussidi in caso di spese sanitarie sostenute per la diagnosi e la cura di malattie o infortuni."

Sono inoltre spesso previste anche forme di assistenza alla non autosufficienza; le prestazioni effettivamente riconosciute sono in ogni caso di norma precisamente individuate da statuti e regolamenti di ciascuna mutua.

Il concetto di aiuto reciproco, solidaristico e di mutualità che è alla base

---

[28] v. https://www.gazzettaufficiale.it/eli/id/1978/12/28/078U0833/sg

di questi enti, non solo prevede le stesse garanzie che sono alla base, di fatto, delle polizze di assicurazione (seppur con limiti d'indennizzo di molto più bassi) ma caratterizzano in modo evidente lo scopo della diffusione della cultura della salute e il *target* medio-basso. Proprio per queste ragioni si chiamano **sussidi** e non polizze!

Non solo! Al contrario delle polizze di assicurazione sono detraibili al 19% e quindi studiate proprio per le famiglie.

Altri modi per essere vicino al socio (perché aderendo a una mutua, tali si diventa) è proprio il fatto che le società:

- non potranno disdire il contratto, nemmeno in caso di andamento tecnico negativo;
- non potranno porre barriere selettive in fase di adesione;
- dovranno accettare, dopo un determinato tempo contrattuale, anche i sinistri derivanti da patologie pregresse alla stipula del contratto;
- non potranno limitare l'uscita dal piano mutualistico a una certa età, prolungandola per tutta la vita del socio aderente.

LE DIFFERENZE

Le differenze sostanziali che intercorrono **tra i tre protagonisti della sanità integrativa** sono prima di tutto la **libertà di adesione**, che già ci discrimina i fondi sanitari, essendo essi stessi creati per statuto e regolamento per una cerchia chiusa di persone e non aperti a tutti. Essenzialmente di questi ultimi ne abbiamo parlato e approfondito il concetto nel capitolo dedicato e non sono questi ultimi il nostro obiettivo di analisi

Vanno approfondite di fatto le differenze sostanziali tra le **società di mutuo soccorso** (con i loro sussidi) e le **compagnie di assicurazione** (con le loro soluzioni assicurative).

CARATTERISTICHE	SOCIETÀ DI MUTUO SOCCORSO	COMPAGNIE DI ASSICURAZIONE
SCOPO DI LUCRO	Le società di mutuo soccorso sono enti no profit e quindi non sono a scopo di lucro.	Le compagnie di assicurazioni sono società che hanno come obbiettivo l'incremento del fatturato.
VINCOLO DI ETÀ	I sussidi sanitari proposti dalle Mutue hanno vincoli di età all'ingresso (max 65/70 a seconda del sussidio) ma una volta soci non hanno vincoli di età per l'uscita. Si resta soci a vita.	Le polizze hanno vincoli di età all'ingresso (si può sottoscrivere un contratto se si ha un'età anagrafica di max ca. 65 anni) e si deve uscire dalla copertura se si raggiungono i ca. 70/75 anni di età a secondo del

LA SANITÀ ASSICURATA

		prodotto.
POSSIBILITÀ DI RECESSO	Le società di mutuo soccorso non possono rescindere unilateralmente il contratto per un sussidio sanitario, anche in caso di sinistro, in quanto chi usufruisce dei sussidi è considerato vero e proprio socio della mutua.	Le compagnie di assicurazione prevedono nei contratti di coperture sanitarie la facoltà di recesso in caso di sinistro da parte sia della compagnia che dell'assicurato alla scadenza contrattuale.
ESCLUSIONE PATOLOGIE PREGRESSE	Le società di mutuo soccorso non fanno compilare in fase di assunzione alcun questionario anamnestico al proprio socio, di fatto normano solo una esclusione parziale temporanea delle patologie pregresse, che verrà poi inclusa in forma percentuale nel sussidio a seconda degli anni di permanenza nella mutua da parte del socio stesso.	In fase di assunzione del rischio è previsto da parte della compagnia di assicurazione che il proponente/assicurato compili un questionario anamnestico, che verrà preventivamente esaminato dagli assuntori del ramo. Una volta deliberata l'assunzione, il premio e/o le eventuali franchigie e/o scoperti applicati saranno in funzione delle patologie pregresse del proponente.
DETRAIBILITÀ FISCALE	Tutti i sussidi sanitari sono detraibili fiscalmente al 19% fino un massimo di €.1.291,14	Le coperture sanitarie emesse dalle compagnie di assicurazione non sono detraibili fiscalmente. Se contratte da persone giuridiche possono essere portate in deduzione sui costi d'impresa.
QUESTIONARIO ANAMNESTICO	Non deve essere compilato.	Deve sempre essere compilato.

PARTE SETTIMA
LA RC DEGLI AMMINISTRATORI, SINDACI E DIRIGENTI

LA SANITÀ ASSICURATA

INTRODUZIONE ALLA RC DEGLI AMMINISTRATORI E QUADRI

Il contesto socio-economico e giuridico in cui si trova a operare attualmente un'impresa di qualsiasi settore di attività, ha dimostrato nell' ultimo periodo una notevole esposizione al rischio per tutte le figure coinvolte nell'amministrazione e nel controllo delle società.

Sempre di più, infatti, sono le richieste di risarcimento danni per atti negligenti veri o presunti.

Gli amministratori d'impresa sono, per Legge, personalmente e solidalmente responsabili, con il proprio patrimonio, dei danni causati a terzi o alla società stessa amministrata riguardo all'attività decisionale svolta per conto della stessa.

Il "nuovo" diritto societario e lo sviluppo delle misure di gestione aziendale hanno aggravato di responsabilità il ruolo di amministratore e di sindaco di società.

La riforma Vietti è intervenuta in modo deciso (D.lgs. 17 gennaio 2003, n. 6 entrato in vigore dal 1° gennaio 2004), [29] modificando il Codice civile e fissando obblighi, competenze e responsabilità più rigide a carico dei responsabili d'impresa. Viene richiesta maggiore trasparenza e pubblicità delle informazioni societarie e sono sancite forme di tutela ancora più forti a favore degli interessi degli azionisti/soci di minoranza e, in generale, degli investitori.

L'attivo patrimoniale dell'impresa (contrariamente a quanto avviene a favore di impiegati, quadri e dirigenti che non abbiano deleghe speciali da

---

[29]https://def.finanze.it/DocTribFrontend/getAttoNormativoDetail.do?ACTION=getSommario&id=%7B4278C453-F5B5-4FEE-A1C1-6C6327454223%7D

parte del consiglio d'amministrazione) non viene messo a disposizione degli amministratori nel caso in cui gli stessi siano riconosciuti responsabili per danni di natura patrimoniale a seguito di omissioni, errori o negligenze. Dunque, gli amministratori sono esposti in solido e illimitatamente con il proprio patrimonio personale.

Sono soggetti a rischio e, di conseguenza, soggetti assicurabili gli Amministratori, i componenti di Consigli Direttivi, i Sindaci, i Presidenti delle seguenti realtà aziendali:

- Società di Capitali.
- Società Cooperative.
- Fondazioni.
- Enti privati e pubblici economici.
- Società di Persone.
- Consorzi.
- Associazioni riconosciute.

La ragione fondamentale del ricorso dell'Impresa a questo tipo di copertura consiste nelle forti limitazioni in capo agli azionisti di minoranza nel promuovere azioni civili nei confronti degli amministratori e nella difficoltà di provare la titolarità del danno.

Quali sono le possibili richieste di risarcimento alle quali potrebbe andare incontro un amministratore di azienda?

- Violazione dell'obbligo fiduciario nei confronti degli azionisti.
- Richieste di risarcimento derivanti da "mala gestio" del patrimonio aziendale.
- Violazione di leggi e regolamenti.
- Fallimento, bancarotta e altre procedure concorsuali.
- Violazione degli impegni assunti con i creditori.
- Mancato rispetto della normativa pubblica.
- Mobbing e discriminazioni in genere.
- Violazioni di accordi aziendali.
- Violazioni di legge sulla privacy.
- Violazioni relative al mancato rispetto della normativa sulla sicurezza nell'ambiente di lavoro.
- Mancato rispetto delle disposizioni previste dal D.lgs. 231/01. [30]
- Indebita percezione di erogazioni pubbliche.

---

[30] v. https://www.gazzettaufficiale.it/eli/id/2001/06/19/001G0293/sg

- Violazione di norme sulla pubblicità.

Chi può avanzare una richiesta di risarcimento nei confronti di Amministratori, Sindaci e Dirigenti:

- La Società e gli azionisti (singoli soci, azionisti di minoranza, Fondi Comuni).
- Il Curatore fallimentare.
- Creditori sociali (banche, fornitori).
- I Terzi in genere (clienti, fornitori, aziende concorrenti).
- Il Governo e gli Enti governativi.
- I Dipendenti e gli Amministratori (cause in ambito di lavoro).

LA COPERTURA D&O

Prima di parlare della copertura D&O soffermiamoci con poche righe a capire qual è la differenza tra **D&O** e **Responsabilità Civile Terzi**.
D&O è l'acronimo di **Directors & Officers** (trad. Amministratori e Quadri di azienda) e copre le richieste di risarcimento derivanti dalla Responsabilità Civile gestionale e manageriale degli assicurati, così come stabilita dal Codice civile e dal Diritto Societario in genere.

La **Responsabilità Civile Terzi** sottoscritta dalla Società copre le richieste di risarcimento derivanti da danni patrimoniali cagionati a Terzi (clienti e non) e derivanti da errori, negligenze, ritardi od omissioni della società o dei suoi dipendenti nell'esercizio della propria attività sociale.

La copertura fa specifico riferimento a quanto disposto dai seguenti articoli del Codice civile:

- Art. 2392: responsabilità verso le/la Società
- Art. 2393: azione sociale di responsabilità
- Art. 2394: responsabilità verso creditori sociali
- Art. 2395: azione individuale del socio e del terzo
- Art. 2396: responsabilità dei Direttori Generali
- Art. 2407: responsabilità dei Sindaci
- Art. 2452: responsabilità dei Liquidatori

Iniziamo a esaminare i caratteri peculiari di questa polizza, riassumendo tutto quello che è stato scritto sinora. Innanzitutto, questa copertura può, come già enunciato nelle pagine precedenti, essere sottoscritta da tutte le Società di capitali, Società Cooperative, Associazioni riconosciute, Fondazioni, Consorzi e Onlus.

Tutela il patrimonio personale degli assicurati: Amministratori, Sindaci,

LA SANITÀ ASSICURATA

Dirigenti, Amministratori di fatto, Liquidatori e componenti di un consiglio di amministrazione in genere, tenendoli indenni da richieste di risarcimento avanzate nei loro confronti per danni patrimoniali subiti da Terzi a causa di errori, omissioni e/o violazioni degli obblighi a loro imposti dalla legge, purché tali atti non abbiano carattere di natura dolosa.

Si potrebbe verificare il caso nel quale, preventivamente, la Società tramite un'apposita delibera di manleva si sia impegnata essa stessa a tenere indenne gli assicurati di eventuali danni arrecati a terzi, in quel caso la copertura opererebbe a favore della Società stessa.

Non va, peraltro, dimenticato che essendo, comunque considerata una vera e propria copertura di Responsabilità Civile Professionale, come tutte le polizze di tale settore è previsto anche un intervento in termini di difesa legale, nella misura pari al 25% del massimale: importo da considerarsi in eccesso al massimale stesso indipendentemente da come si manifesti la richiesta di risarcimento (procedimento civile, penale, amministrativo, stragiudiziale o richiesta scritta).

Nel caso di imputazione dolosa, i costi di difesa verranno, comunque, anticipati dall'assicuratore fintanto che non venga accertato con sentenza definitiva il comportamento doloso dell'Assicurato. Essendo, come sopra ben precisato, un'anticipazione, in caso di condanna dovranno essere restituiti alla compagnia di assicurazioni che presta la garanzia.

La polizza copre anche la Colpa Grave.

È bene precisare che, a prescindere dalle funzioni svolte dagli assicurati, la polizza, non essendo nominativa poiché assicura le figure dirigenziali della società contraente, si estende nel tempo, garantendo il *turnover* di tutti i membri, passati, presenti e futuri, del Consiglio di Amministrazione, del Collegio Sindacale e i Dirigenti, non solo della Società Contraente ma anche delle sue controllate.

In automatico, sono coperti anche tutti i dipendenti che possano essere considerati quali Amministratori di fatto e, sempre in automatico, sono coperti gli eredi, il legale rappresentante e il coniuge dell'assicurato.

La polizza opera in una forma *Claims Made*, ovvero vengono coperte tutte le richieste di risarcimento danni presentate per la prima volta durante il periodo di validità della polizza ed essendo presente la clausola *Claims Made*, di fatto, necessità anche della clausola di retroattività che ne estenda la garanzia nel corso del tempo (la quale di solito viene concessa illimitatamente).

La polizza gode anche di una postuma in caso di mancato rinnovo del contratto e, purché non venga stipulata altra copertura similare, con un periodo di osservazione da tre o cinque anni.

È sempre escluso il dolo, il rischio professionale, il rischio inquinamento anche se si anticipano i costi di difesa, contenziosi in corso o antecedenti alla data di stipula della polizza, danni a cose o a persone, sanzioni o multe.

La polizza di Responsabilità Civile degli Amministratori non rappresenta un *benefit* per gli stessi ma un costo aziendale, totalmente a carico della società contraente.

L'Agenzia delle Entrate, nella risoluzione del 9 settembre 2003 n. 178/E,[31] ha completato il quadro interpretativo sulla tassazione delle polizze a favore dei dipendenti e degli amministratori, mettendo fine a diversi dubbi sulla formazione o meno di reddito imponibile delle polizze D&O. I premi assicurativi D&O non rappresentano un compenso in natura e, conseguentemente, non concorrono a formare il reddito dei beneficiari e ciò per due motivi:

- gli eventuali rimborsi corrisposti dalla compagnia non costituiscono per l'amministratore un arricchimento, bensì una semplice reintegrazione del danno patrimoniale subito dal terzo danneggiato;
- tali somme rispondono anche a un interesse del datore di lavoro, che sarebbe altrimenti chiamato a rispondere, direttamente o indirettamente, del danno arrecato dall'amministratore a terzi.

---

[31] https://def.finanze.it/DocTribFrontend/decodeurn?urn=urn:doctrib:AEN:RIS:2003-09-09;178

LA SANITÀ ASSICURATA

LA D&O NEL CONTESTO PANDEMICO

In un contesto socio-economico profondamente segnato da una catastrofe epidemiologica di portata mondiale, cercare di fare una fotografia di tutti i rischi a cui vanno incontro le imprese di ogni settore e attività (e delle paure degli imprenditori italiani) non è molto difficile.

Probabilmente il 2020 verrà ricordato nei libri di Storia come l'anno della Pandemia, del Coronavirus, del Covid 19, dei tamponi molecolari e della didattica a distanza... anche se dietro a tutto questo protagonismo di massa si nasconde il vero problema di ogni nazione: l'incubo economico che sta corrodendo e che corroderà il tessuto economico di ogni Paese. In particolare, in Italia, dove la ripresa economica iniziava a fare capolino, la pandemia non ha fatto altro che portare indietro la pedina della serenità alla casella di partenza dell'enorme tabellone del Gioco dell'Economia Mondiale.

Il terrore delle aziende italiane, indipendentemente dal settore di attività, è sempre stato legato a fattori naturali del mercato: la riduzione della domanda, perdita di manodopera, interruzione nell'operatività in genere dovuti a fattori esterni. Oggi queste paure, anche se non in tutti ma sicuramente nella maggior parte dei settori, sono divenute realtà, tanto da portare ad abbassare moltissime saracinesche e a chiudere cancelli per sempre.

Realtà industriali, piccole e medie imprese, artigiani, commercianti e persino liberi professionisti hanno dovuto, proprio per i motivi sopraelencati, esasperati dalle conseguenze della situazione epidemiologica, chiudere per sempre la loro attività, comportando un concreto danno sociale ed economico al nostro amato Bel Paese.

A causa delle misure di contenimento del virus emanate nel corso del tempo dal Governo si sono verificati ingenti problemi alle aziende che ne hanno procurato insanabili problemi economici e gestionali, che si

riflettono a catena dal B2B al B2C, come ad esempio:
- continue interruzioni nell'operatività di molte realtà imprenditoriali (filiere produttive, reti di trasporti, ecc.) che hanno comportato e comporteranno ritardi notevoli rispetto alla normalità;
- riduzione della domanda, dovuta dal decremento salariale e dai ritardi nell'erogazione della Cassa Integrazione Straordinaria da parte degli Enti Previdenziali, che ha allentato il potere d'acquisto delle famiglie italiane;
- discontinua perdita del personale (manovalanza, stoccaggio, amministrazione, ecc.) a causa della gestione delle quarantene da contagio e fiduciarie per contatto diretto e indiretto, paura e distanziamento sociale.

Tutte situazioni che, in qualche modo, possono portare l'impresa ad avere contenziosi legali con clienti, fornitori, dipendenti ed enti governativi e creare, comunque, ingenti danni, anche reputazionali, soprattutto se l'impresa stessa non sia riuscita ad affrontare in modo efficace tutti i step comunicativi, inerenti la pandemia, sia in relazione alla comunicazione interna alla struttura stessa sia verso i terzi (clienti, fornitori, ecc.).

Tale situazione di emergenza ha costretto, e costringe tuttora, imprenditori, dirigenti e *manager* a prendere in tempistiche ridottissime drastiche decisioni a supporto dell'azienda, nella gestione delle risorse umane, delle vendite e degli acquisti, nonché di tutti i flussi finanziari che ne derivano, creando i presupposti per possibili errori che possono, eventualmente, portare a ipotetiche contestazioni o richieste di risarcimento danno da parte di clienti, fornitori e dipendenti.

Va assolutamente tenuto in considerazione un fatto molto importante: l'arrivo della pandemia e la conseguente congestione del Servizio Sanitario Nazionale ha comportato e comporterà ancora per molto tempo l'utilizzo delle strutture sanitarie e socio-sanitarie private o convenzionate per tutte quelle attività precedentemente svolte dal Servizio Pubblico, con una conseguente massa critica di utenti, che come fiumi in piena hanno deviato le loro scelte per causa di forza maggiore verso prestazioni di natura sanitaria completamente a pagamento.

Il blocco dell'erogazione degli esami diagnostici e di laboratorio, la trasformazione di strutture convenzionate in ospedali o soggiorni Covid 19, lo scoppio frequente e incontrollato di focolai virulenti all'interno di Residenze Sanitarie per Anziani, ha portato molti dirigenti, manager e amministratori di fatto a prendere importanti se non decisive politiche aziendali mai affrontate prima, riguardo, come già prima citato per le aziende in genere, ogni tipo di settore operante nell'impresa. In particolare, sotto l'occhio del ciclone, le risorse umane, costrette per motivazioni contingenti a svolgere le loro mansioni sotto osservanza delle misure preventive tra Cassa Integrazione, riduzione salariale, paura dei licenziamenti attualmente bloccati sub iudice dei vari DPCM emessi e stress psicologico: la reale minaccia che questo evento epidemico ha creato e lascerà come eredità alla popolazione mondiale.

Per tutte queste ragioni le compagnie di assicurazione dovranno tener conto dell'innalzamento dell'eventualità del rischio, correranno ai ripari, cambiando (di fatto lo stanno già facendo) le politiche assuntive e quelle di rinnovo, la gestione dei sinistri, la possibilità di riforma dei contratti esistenti, in ordine al massimale di polizza, soprattutto i tassi per il calcolo del premio lordo da pagare per poter ottenere una copertura D&O.

PARTE OTTAVA
APPENDICI

DECRETO-LEGGE 13 SETTEMBRE 2012, N. 158 (C.D. DECRETO BALDUZZI)

Disposizioni urgenti per promuovere lo sviluppo del Paese mediante un più alto livello di tutela della salute. (12G0180)

IL PRESIDENTE DELLA REPUBBLICA
Visti gli articoli 77 e 87 della Costituzione;
Ritenuta la straordinaria necessità ed urgenza di procedere al riassetto dell'organizzazione sanitaria, tenuto conto della contrazione delle risorse finanziarie destinate al Servizio sanitario
nazionale a seguito delle varie manovre di contenimento della spesa pubblica, attraverso la riorganizzazione ed il miglioramento dell'efficienza di alcuni fondamentali elementi del Servizio stesso, allo scopo di garantire e promuovere in tale ottica un più alto livello di tutela della salute, adottando misure finalizzate all'assistenza territoriale, alla professione e responsabilità dei medici, alla dirigenza sanitaria e governo clinico, alla garanzia dei livelli essenziali di assistenza per le persone affette da malattie croniche e rare e da dipendenza da gioco con vincita di denaro, all'adozione di norme tecniche per le strutture ospedaliere, nonché'
alla sicurezza alimentare, al trattamento di emergenze veterinarie, ai farmaci, alla sperimentazione clinica dei medicinali, alla razionalizzazione di alcuni enti sanitari e al trasferimento alle regioni delle funzioni di assistenza sanitaria al personale navigante;

Vista la deliberazione del Consiglio dei ministri, adottata nella riunione del 5 settembre 2012;
Sulla proposta del Presidente del Consiglio dei ministri e del Ministro della salute, di concerto con il Ministro dell'economia e delle finanze, con il

Ministro dello sviluppo economico, con il

Ministro delle politiche agricole alimentari e forestali, con il Ministro per la pubblica amministrazione e la semplificazione, con il Ministro per gli affari regionali, il turismo e lo sport;

Emana il seguente decreto-legge:

Capo I
Norme per la razionalizzazione dell'attività assistenziale e sanitaria

Art. 1

Riordino dell'assistenza territoriale e mobilita 'del personale delle aziende sanitarie

1. All'articolo 8, comma 1, del decreto legislativo 30 dicembre 1992, n. 502, e successive modificazioni, sono apportate le seguenti modificazioni:

a) alla lettera a) è premessa la seguente:

«0a) prevedere che le attività e le funzioni disciplinate dall'accordo collettivo nazionale siano individuate tra quelle previste nei livelli essenziali di assistenza di cui all'articolo 1,

comma 2, nei limiti delle disponibilità finanziarie complessive del Servizio sanitario nazionale, fatto salvo quanto previsto dalle singole regioni con riguardo ai livelli di assistenza ed alla

relativa copertura economica a carico del bilancio regionale;»;

b) dopo la lettera b) sono inserite le seguenti:

«b-bis) nell'ambito dell'organizzazione distrettuale del servizio, garantire l'attività assistenziale per l'intero arco della giornata e per tutti i giorni della settimana, nonché' un'offerta

integrata delle prestazioni dei medici di medicina generale, dei pediatri di libera scelta, della guardia medica, della medicina dei servizi e degli specialisti ambulatoriali, adottando forme

organizzative mono professionali, denominate: "aggregazioni funzionali territoriali", che condividono, in forma strutturata, obiettivi e percorsi assistenziali, strumenti di valutazione della qualità assistenziale, linee guida, audit e strumenti analoghi, nonché' forme

organizzative multiprofessionali, denominate: "unità complesse di cure primarie", che erogano prestazioni assistenziali tramite il coordinamento e l'integrazione dei professionisti delle cure primarie e del sociale a rilevanza sanitaria;

b-ter) prevedere che per le forme organizzative multiprofessionali le aziende sanitarie possano adottare forme di finanziamento a budget;

b-quater) definire i compiti, le funzioni ed i criteri di selezione del referente o del coordinatore delle forme organizzative previste alla lettera b-bis);

b-quinquies) disciplinare le condizioni, i requisiti e le modalità con cui le regioni possono provvedere alla dotazione strutturale, strumentale e di servizi delle forme organizzative di

cui alla lettera b-bis) sulla base di accordi regionali o aziendali;

b-sexies) prevedere le modalità attraverso le quali le aziende sanitarie locali, sulla base della programmazione regionale e nell'ambito degli indirizzi nazionali, individuano gli obiettivi e

concordano i programmi di attività delle forme aggregative di cui alla lettera b-bis) e definiscono i conseguenti livelli di spesa programmati, in coerenza con gli obiettivi e i programmi di attività del distretto, anche avvalendosi di quanto previsto nella lettera b-ter);

b-septies) prevedere che le convenzioni nazionali definiscano standard relativi all'erogazione delle prestazioni assistenziali, all'accessibilità ed alla continuità delle cure, demandando agli

accordi integrativi regionali la definizione di indicatori e di percorsi applicativi;»;

c) la lettera e) è soppressa;

d) la lettera h) è sostituita dalle seguenti:

«h) prevedere che l'accesso al ruolo unico per le funzioni di medico di medicina generale del Servizio sanitario nazionale avvenga attraverso una graduatoria unica per titoli, predisposta annualmente a livello regionale e secondo un rapporto ottimale definito nell'ambito degli accordi regionali, in modo che l'accesso medesimo sia consentito ai medici forniti dell'attestato o del diploma di cui all'articolo 21 del decreto legislativo 17 agosto 1999, n. 368,

ovvero anche a quelli in possesso di titolo equipollente. Ai medici forniti dell'attestato o del diploma è comunque riservata una percentuale prevalente di posti in sede di copertura delle zone carenti, con l'attribuzione di un adeguato punteggio, che tenga conto anche dello specifico impegno richiesto per il conseguimento dell'attestato o del diploma;

h-bis) prevedere che l'accesso alle funzioni di pediatra di libera scelta del Servizio sanitario nazionale avvenga attraverso una graduatoria per titoli predisposta annualmente a livello regionale e secondo un rapporto ottimale definito nell'ambito degli accordi regionali;

h-ter) disciplinare l'accesso alle funzioni di specialista ambulatoriale del Servizio sanitario nazionale secondo graduatorie provinciali alle quali sia consentito l'accesso esclusivamente al

professionista fornito del titolo di specializzazione inerente alla branca in interesse;»;

e) alla lettera i) le parole: «di tali medici» sono sostituite dalle seguenti: «dei medici convenzionati»;

f) dopo la lettera m-bis) è inserita la seguente:

«m-ter) prevedere l'adesione obbligatoria dei medici all'assetto organizzativo e al sistema informativo definiti da ciascuna regione, al Sistema informativo nazionale, compresi gli aspetti relativi al sistema della tessera sanitaria, secondo quanto stabilito dall'articolo 50 del decreto-legge 30 settembre 2003, n. 269, convertito, con modificazioni, dalla legge 24 novembre 2003, n. 326, e successive modificazioni, nonché' la partecipazione attiva all'implementazione della ricetta elettronica.».

2. Le regioni provvedono all'attuazione di quanto disposto dall'articolo 8, comma 1, del decreto legislativo 30 dicembre 1992, n. 502, come modificato dal comma 1 del presente articolo, nei limiti delle disponibilità finanziarie per il Servizio sanitario nazionale a legislazione vigente. Le regioni disciplinano le unità complesse di cure primarie privilegiando la costituzione di reti di poliambulatori territoriali dotati di strumentazione di base, aperti al pubblico per tutto l'arco della giornata, nonché' nei giorni prefestivi e festivi con idonea turnazione, che operano in

coordinamento e in collegamento telematico con le strutture ospedaliere, nonché' prevedendo, sulla base della convenzione nazionale, la possibilità della presenza di personale esercente

altre professioni sanitarie già dipendente presso le medesime strutture, in posizione di comando ove il soggetto pubblico incaricato dell'assistenza territoriale sia diverso dalla struttura ospedaliera. Le regioni disciplinano altresì le forme di coinvolgimento delle organizzazioni sindacali interessate.

3. Per comprovate esigenze di riorganizzazione della rete assistenziale, anche connesse a quanto disposto dall'articolo 15 del decreto-legge 6 luglio 2012, n. 95, convertito, con modificazioni, dalla legge 7 agosto 2012, n. 135, le regioni possono attuare, ai sensi dell'articolo 30 del decreto legislativo 30 marzo 2001, n. 165, processi di mobilità del personale dipendente dalle aziende sanitarie con ricollocazione del medesimo personale presso altre

aziende sanitarie della regione situate al di fuori dell'ambito provinciale, previo accertamento delle situazioni di eccedenza ovvero di disponibilità di posti per effetto della predetta riorganizzazione da parte delle aziende sanitarie.

Art. 2
Esercizio dell'attività libero professionale intramuraria
1. All'articolo 1 della legge 3 agosto 2007, n. 120, sono apportate le seguenti modificazioni:

a) al comma 3 le parole: «entro il termine stabilito dal comma 2, primo periodo» sono sostituite dalle seguenti: «entro il 31 dicembre 2014»;

b) al comma 4, il primo periodo ed il secondo periodo fino alle parole: «seguenti modalità:» sono sostituiti dai seguenti: «Le regioni e le province autonome di Trento e di Bolzano, sentite le organizzazioni sindacali maggiormente rappresentative delle categorie interessate, in coerenza con le misure di cui ai commi 1 e 2, adottano provvedimenti tesi a garantire che le aziende sanitarie locali, le aziende ospedaliere, le aziende ospedaliere universitarie, i policlinici universitari a gestione diretta e gli Istituti di ricovero e cura a carattere scientifico di seguito IRCCS di diritto pubblico provvedano, entro il 30 novembre 2012, ad una ricognizione

straordinaria degli spazi disponibili per l'esercizio dell'attività libero professionale, comprensiva di una valutazione dettagliata dei volumi delle prestazioni rese nell'ultimo biennio, in tale tipo di attività presso le strutture interne, le strutture esterne e gli studi professionali. Sulla base della ricognizione, le regioni e le province autonome di Trento e di Bolzano possono autorizzare l'azienda sanitaria, ove ne sia adeguatamente dimostrata la

necessità e nel limite delle risorse disponibili, ad acquisire, tramite l'acquisto o la locazione presso strutture sanitarie autorizzate non accreditate, nonché' tramite la stipula di convenzioni con altri soggetti pubblici, spazi ambulatoriali esterni, aziendali e pluridisciplinari, per l'esercizio di attività sia istituzionali sia in regime di libera professione intramuraria ordinaria, i quali corrispondano ai criteri di congruità e idoneità per l'esercizio delle attività medesime, previo parere vincolante da parte del collegio di direzione di cui all'articolo 17 del decreto

legislativo 30 dicembre 1992, n. 502, e successive modificazioni. Qualora quest'ultimo non sia costituito, il parere è reso da una commissione paritetica di sanitari che esercitano l'attività

libero-professionale intramuraria, costituita a livello aziendale. Le regioni e le province autonome nelle quali siano presenti aziende sanitarie nelle quali risultino non disponibili gli spazi per l'esercizio dell'attività libero professionale, possono autorizzare, limitatamente alle medesime aziende sanitarie, l'adozione di un programma sperimentale che preveda lo svolgimento delle stesse attività, in via residuale, presso gli studi privati dei professionisti collegati in rete, ai sensi di quanto previsto dalla lettera a-bis) del presente comma, previa sottoscrizione di una convenzione annuale rinnovabile tra il professionista interessato e l'azienda sanitaria di appartenenza, sulla base di uno schema tipo approvato con accordo sancito dalla Conferenza permanente per i rapporti tra lo Stato, le regioni e le province autonome di Trento e di Bolzano. Lo schema tipo di convenzione prevede che la sottoscrizione e il rinnovo annuale della stessa sono possibili solo a condizione che il fatturato relativo alle prestazioni rese dal singolo professionista sia pari o superiore a 12.000 euro annui. Le autorizzazioni di cui comma 3 dell'articolo 22-bis del decreto-legge 4 luglio 2006, n. 223, convertito, con modificazioni, dalla legge 4 agosto 2006, n. 248, cessano al 30 novembre 2012. Le regioni e le

province autonome di Trento e di Bolzano garantiscono che le aziende sanitarie locali, le aziende ospedaliere, le aziende ospedaliere universitarie, i policlinici universitari a gestione diretta e gli IRCCS di diritto pubblico gestiscano, con integrale responsabilità propria, l'attività libero-professionale intramuraria, al fine di assicurarne il corretto esercizio, in particolare nel rispetto delle seguenti modalità:»;

c) al comma 4, dopo la lettera a) sono inserite le seguenti:

«a-bis) predisposizione e attivazione, entro il 31 marzo 2013, da parte delle regioni e delle province autonome di Trento e di Bolzano ovvero, su disposizione regionale, del competente ente o azienda del Servizio sanitario nazionale, di una infrastruttura di rete per il collegamento telematico, in condizioni di sicurezza, tra l'ente o l'azienda e le singole strutture nelle quali vengono erogate le prestazioni di attività libero professionale intramuraria, interna o in rete. La disposizione regionale, precisando le funzioni e le competenze dell'azienda sanitaria e del professionista, prevede l'espletamento, in via esclusiva, del servizio di prenotazione, l'inserimento obbligatorio e la comunicazione, in tempo reale, all'azienda sanitaria competente dei dati relativi all'impegno orario del sanitario, ai pazienti visitati, alle prescrizioni ed agli estremi dei pagamenti, anche in raccordo con le modalità di realizzazione del fascicolo sanitario elettronico. Le modalità tecniche per la realizzazione della infrastruttura sono determinate, entro il 30 novembre 2012, con decreto, di natura non regolamentare, del Ministro della salute, previa intesa con la Conferenza permanente per i rapporti tra lo Stato, le regioni e le province autonome di Trento e di Bolzano, nel rispetto delle disposizioni contenute nel decreto legislativo 30 giugno 2003, n. 196, recante il codice in materia di protezione dei dati personali. Agli oneri si provvede ai sensi della lettera c), mediante adeguata rideterminazione delle tariffe operata in misura tale da coprire i costi della prima implementazione della rete, anche stimati in via preventiva;

a-ter) facoltà di concedere, su domanda degli interessati e con l'applicazione del principio del silenzio-assenso, la temporanea continuazione dello svolgimento di attività libero professionali

presso studi professionali, già autorizzati ai sensi del comma 3 dell'articolo 22-bis del decreto-legge 4 luglio 2006, n. 223, convertito, con modificazioni, dalla legge 4 agosto 2006, n. 248,

oltre la data del 30 novembre 2012, fino all'attivazione del loro collegamento operativo alla infrastruttura di rete di cui alla lettera a-bis), e comunque non oltre il 30 aprile 2013. Gli oneri per l'acquisizione della necessaria strumentazione per il già menzionato collegamento sono a carico del titolare dello studio;»;

d) al comma 4 la lettera b) è sostituita dalla seguente:

«b) pagamento di prestazioni di qualsiasi importo direttamente al competente ente o azienda del Servizio sanitario nazionale, mediante mezzi di pagamento che assicurino la tracciabilità della corresponsione di qualsiasi importo. Nel caso dei singoli studi professionali in rete, la necessaria strumentazione è acquisita dal titolare dello studio, a suo carico, entro il 30 aprile 2013;»;

e) al comma 4 la lettera c) è sostituita dalla seguente:

«c) definizione, d'intesa con i dirigenti interessati, previo accordo in sede di contrattazione integrativa aziendale, di importi da corrispondere a cura dell'assistito, idonei, per ogni prestazione, a remunerare i compensi del professionista, dell'equipe, del personale di supporto, articolati secondo criteri di riconoscimento della professionalità, i costi pro-quota per l'ammortamento e la manutenzione delle apparecchiature, salvo quanto previsto dalla lettera a-ter), ultimo periodo, e dalla lettera b), ultimo periodo, nonché' ad assicurare la copertura di tutti i costi diretti ed indiretti sostenuti dalle aziende, ivi compresi quelli connessi alle attività di prenotazione e di riscossione degli onorari e quelli relativi alla realizzazione dell'infrastruttura di rete di cui alla lettera a-bis). Nell'applicazione dei predetti importi, quale ulteriore quota, oltre quella già prevista dalla vigente disciplina contrattuale, una somma pari al 5 per cento del compenso del libero professionista viene trattenuta dal competente ente o azienda del Servizio sanitario nazionale per essere vincolata ad interventi di prevenzione ovvero volti alla riduzione delle liste d'attesa, anche con riferimento alle finalità di cui all'articolo 2, comma 1, lettera c), dell'Accordo sancito il 18 novembre 2010 dalla Conferenza permanente per i rapporti tra lo Stato, le regioni e le province autonome di Trento e di Bolzano;»;

f) al comma 4 la lettera f) è sostituita dalle seguenti:

«f) esclusione della possibilità di svolgimento dell'attività libero professionale presso studi professionali collegati in rete nei quali, accanto a professionisti dipendenti in regime di esclusività o convenzionati del Servizio sanitario nazionale, operino anche professionisti non dipendenti o non convenzionati del Servizio sanitario nazionale ovvero dipendenti non in regime di esclusività, salvo deroga concedibile dal competente ente o azienda del Servizio

sanitario nazionale, su disposizione regionale, a condizione che sia garantita la completa tracciabilità delle singole prestazioni effettuate da tutti i professionisti dello studio professionale associato, con la esclusione, in ogni caso, di qualsiasi addebito a carico dell'ente o azienda del Servizio sanitario nazionale;

f-bis) adeguamento dei provvedimenti per assicurare che nell'attività libero-professionale, in tutte le forme regolate dal presente comma, compresa quella esercitata nell'ambito del programma sperimentale, siano rispettate le prescrizioni di cui alle lettere a), b) e c) del presente comma;»;

g) dopo il comma 4 è inserito il seguente:

«4-bis I risultati della ricognizione di cui al comma 4 sono trasmessi dalle regioni e dalle province autonome di Trento e di Bolzano all'Agenzia nazionale per i servizi sanitari regionali ed all'Osservatorio nazionale sull'attività libero professionale. La verifica del programma sperimentale per lo svolgimento dell'attività libero professionale intramuraria, presso gli studi professionali collegati in rete di cui al comma 4, è effettuata, entro il 28 febbraio 2015, dalla regione interessata, in base a criteri fissati con accordo sancito dalla Conferenza permanente per i rapporti tra lo Stato, le regioni e le province autonome di Trento e di Bolzano. In caso di verifica positiva, la regione medesima, ponendo contestualmente termine al programma sperimentale, può consentire in via permanente ed ordinaria, limitatamente allo specifico ente o azienda del Servizio sanitario regionale ove si è svolto il programma sperimentale, lo svolgimento dell'attività libero professionale intramuraria presso gli studi professionali collegati in rete. In caso di inadempienza da parte dell'ente o azienda del Servizio sanitario regionale, provvede la regione o provincia autonoma interessata. In caso di verifica negativa, tale attività cessa entro il 28 febbraio 2015. Degli esiti delle verifiche regionali viene data informazione al Parlamento attraverso la relazione annuale di cui all'articolo 15-quattuordecies del decreto legislativo 30 dicembre 1992, n. 502, e successive modificazioni.»;

h) al comma 7, primo periodo, le parole: «e la destituzione» sono sostituite dalle seguenti: «, la decurtazione della retribuzione di risultato pari ad almeno il 20 per cento ovvero la destituzione»;

i) il comma 10 è abrogato.

Art. 3

Responsabilità professionale dell'esercente le professioni sanitarie

1. Fermo restando il disposto dell'articolo 2236 del Codice civile, nell'accertamento della colpa lieve nell'attività dell'esercente le professioni sanitarie il giudice, ai sensi dell'articolo 1176 del

Codice civile, tiene conto in particolare dell'osservanza, nel caso concreto, delle linee guida e delle buone pratiche accreditate dalla comunità scientifica nazionale e internazionale.

2. Con decreto del Presidente della Repubblica, adottato ai sensi dell'articolo 17, comma 1, della legge 23 agosto 1988, n. 400, su proposta del Ministro della salute, di concerto con i Ministri dello sviluppo economico e dell'economia e delle finanze, sentite l'Associazione nazionale fra le imprese assicuratrici (ANIA), le Federazioni nazionali degli ordini e dei collegi delle professioni sanitarie e le organizzazioni sindacali maggiormente rappresentative delle categorie professionali interessate, anche in attuazione dell'articolo 3, comma 5, lettera e), del decreto-legge 13 agosto 2011, n. 138, convertito, con modificazioni, dalla legge 14 settembre 2011, n. 148, al fine di agevolare l'accesso alla copertura assicurativa agli esercenti le professioni sanitarie, sono disciplinati le procedure e i requisiti minimi e uniformi per l'idoneità dei relativi contratti, in conformità ai seguenti criteri:

a) determinare i casi nei quali, sulla base di definite categorie di rischio professionale, prevedere l'obbligo, in capo ad un fondo appositamente costituito, di garantire idonea copertura assicurativa agli esercenti le professioni sanitarie. Il fondo viene finanziato dal contributo dei professionisti che ne facciano espressa richiesta e da un ulteriore contributo a carico delle imprese autorizzate all'esercizio dell'assicurazione per danni derivanti dall'attività medico-professionale, determinato in misura percentuale ai premi incassati nel precedente esercizio, comunque non superiore al 4 per cento del premio stesso, con provvedimento adottato dal Ministro dello sviluppo economico, di concerto con il Ministro della salute e il Ministro dell'economia e delle finanze, sentite le Federazioni nazionali degli ordini e dei collegi delle professioni sanitarie;

b) determinare il soggetto gestore del Fondo di cui alla lettera a) e le sue competenze senza nuovi o maggiori oneri a carico della finanza pubblica;

c) prevedere che i contratti di assicurazione debbano essere stipulati anche in base a condizioni che dispongano alla scadenza la variazione in aumento o in diminuzione del premio in relazione al verificarsi o meno di sinistri e subordinare comunque la disdetta della polizza alla reiterazione di una condotta colposa da parte del sanitario.

3. Il danno biologico conseguente all'attività dell'esercente della professione sanitaria è risarcito sulla base delle tabelle di cui agli articoli 138 e 139 del decreto legislativo 7 settembre 2005, n. 209, eventualmente integrate con la procedura di cui al comma 1 del predetto articolo 138 e sulla base dei criteri di cui ai citati articoli, per tener conto delle fattispecie da esse non previste, afferenti all'attività di cui al presente articolo.

4. Per i contenuti e le procedure inerenti ai contratti assicurativi per i rischi derivanti dall'esercizio dell'attività professionale resa nell'ambito del Servizio sanitario nazionale o in

rapporto di convenzione, il decreto di cui al comma 2 viene adottato sentita altresì la Conferenza permanente per i rapporti tra lo Stato, le regioni e le province autonome di Trento e di Bolzano. Resta comunque esclusa a carico degli enti del Servizio sanitario

nazionale ogni copertura assicurativa della responsabilità civile ulteriore rispetto a quella prevista, per il relativo personale, dalla normativa contrattuale vigente.

5. Gli albi dei consulenti tecnici d'ufficio di cui all'articolo 13 del regio decreto 18 dicembre 1941, n. 1368, recante disposizioni di attuazione del Codice di procedura civile, devono essere aggiornati con cadenza almeno quinquennale, al fine di garantire, oltre a quella medico legale, una idonea e qualificata rappresentanza di esperti delle discipline specialistiche dell'area sanitaria, anche con il coinvolgimento delle società scientifiche.

6. Dall'applicazione del presente articolo non derivano nuovi o maggiori oneri a carico della finanza pubblica.

Art. 4
Dirigenza sanitaria e governo clinico

1. Al decreto legislativo 30 dicembre 1992, n. 502, e successive

modificazioni, sono apportate le seguenti modificazioni:

a) all'articolo 3-bis, il comma 3 è sostituito dal seguente:

«3. La regione provvede alla nomina dei direttori generali delle aziende e degli enti del Servizio sanitario regionale, attingendo obbligatoriamente all'elenco regionale di idonei, ovvero agli

analoghi elenchi delle altre regioni, costituiti previo avviso pubblico e selezione effettuata da parte di una commissione costituita in prevalenza da esperti indicati da qualificate istituzioni scientifiche indipendenti dalla regione medesima, di cui uno designato dall'Agenzia nazionale per i servizi sanitari regionali, senza nuovi o maggiori oneri. Gli elenchi sono periodicamente aggiornati. Alla selezione si accede con il possesso di laurea magistrale e di adeguata esperienza dirigenziale, almeno quinquennale, nel campo delle strutture sanitarie o settennale negli altri settori, con autonomia gestionale e con diretta responsabilità delle risorse umane, tecniche o finanziarie, nonché' del requisito dell'età anagrafica non superiore a 65 anni, alla data della nomina.

La regione assicura adeguate misure di pubblicità della procedura di conseguimento della medesima, delle nomine e dei curricula, nonché' di trasparenza nella valutazione degli aspiranti. Resta ferma l'intesa con il Rettore per la nomina del direttore generale di

aziende ospedaliero universitarie.»;

b) all'articolo 3-bis, comma 5, il primo periodo è sostituito dal seguente:

«Le regioni provvedono altresì alla individuazione di criteri e di sistemi di valutazione e verifica dell'attività dei direttori generali, sulla base di obiettivi di salute e di funzionamento dei servizi definiti nel quadro della programmazione regionale, con particolare riferimento all'efficienza, all'efficacia, alla sicurezza, all'ottimizzazione dei servizi sanitari e al rispetto

degli equilibri economico-finanziari di bilancio concordati, avvalendosi dei dati e degli elementi forniti anche dall'Agenzia nazionale per i servizi sanitari regionali.»;

c) all'articolo 15, il comma 5 è sostituito dal seguente:

«5. I dirigenti medici e sanitari sono sottoposti a valutazione secondo le modalità definite dalle regioni sulla base della normativa vigente in materia per le pubbliche amministrazioni. Gli strumenti per la valutazione dei dirigenti medici e sanitari con incarico di direzione di struttura complessa e dei direttori di dipartimento rilevano la quantità e la qualità delle prestazioni sanitarie erogate in relazione agli obiettivi assistenziali assegnati, concordati preventivamente in sede di discussione di budget, in base alle risorse professionali, tecnologiche e finanziarie messe a disposizione, nonché' registrano gli indici di soddisfazione degli utenti e provvedono alla valutazione delle strategie adottate per il contenimento dei costi tramite l'uso appropriato delle risorse. L'esito positivo della valutazione determina la conferma nell'incarico o il conferimento di altro incarico di pari rilievo, fermo restando quanto previsto dall'articolo 9, comma 32, del decreto-legge 31 maggio 2010, n. 78, convertito, con modificazioni, dalla legge 30 luglio 2010, n. 122, senza oneri aggiuntivi per l'azienda.»;

d) all'articolo 15, comma 7, secondo periodo, le parole da: «e secondo» fino alla fine del periodo sono soppresse e il terzo periodo è soppresso; dopo il comma 7 sono inseriti i seguenti:

«7-bis. Le regioni, nei limiti delle risorse finanziarie ordinarie, e nei limiti del numero delle strutture complesse previste dall'atto aziendale di cui all'articolo 3, comma 1-bis, tenuto conto delle norme in materia stabilite dalla contrattazione collettiva, disciplinano i criteri e le procedure per il conferimento degli incarichi di direzione di struttura complessa, previo avviso cui l'azienda è tenuta a dare adeguata pubblicità, sulla base dei seguenti principi:

a) la selezione viene effettuata da una commissione composta da tre direttori di struttura complessa nella medesima disciplina dell'incarico da conferire, individuati tramite sorteggio da un elenco nazionale nominativo costituito dall'insieme degli elenchi

regionali dei direttori di struttura complessa. Qualora fossero sorteggiati tre direttori di struttura complessa della medesima regione ove ha sede l'azienda interessata alla copertura del posto,

non si procede alla nomina del terzo sorteggiato e si prosegue nel sorteggio fino ad individuare almeno un componente della commissione direttore di struttura complessa in regione diversa da quella ove ha sede la predetta azienda;

b) la commissione riceve dall'azienda il profilo professionale del dirigente da incaricare e, sulla base dell'analisi comparativa dei curricula, dei titoli professionali posseduti, dei volumi dell'attività svolta, dell'aderenza al profilo ricercato e degli esiti di un colloquio, presenta al direttore generale una terna di candidati idonei formata sulla base dei migliori punteggi attribuiti. Il direttore generale individua il candidato da nominare nell'ambito della terna predisposta dalla commissione; ove non intenda nominare un candidato con migliore punteggio deve motivare analiticamente la scelta. L'azienda sanitaria interessata può preventivamente

stabilire che, nel caso in cui il dirigente a cui è stato conferito l'incarico dovesse dimettersi o decadere, si procede alla sostituzione conferendo l'incarico ad uno dei due professionisti

facenti parte della terna iniziale;

c) la nomina dei responsabili di unità operativa complessa a direzione universitaria è effettuata dal direttore generale d'intesa con il Rettore, sentito il dipartimento universitario competente,

ovvero, laddove costituita, la competente struttura di raccordo interdipartimentale, sulla base del curriculum scientifico e professionale del responsabile da nominare;

d) il profilo professionale del dirigente da incaricare, i curriculum dei candidati, la relazione della commissione, sono pubblicati sul sito internet dell'azienda prima della nomina. Sono
altresì pubblicate sul medesimo sito le motivazioni della scelta da parte del direttore generale di cui alla lettera b), secondo periodo.

7-ter. L'incarico di direttore di struttura complessa deve in ogni caso essere confermato al termine di un periodo di prova di sei mesi a decorrere dalla data di nomina a detto incarico, sulla base della valutazione cui all'articolo 15, comma 5.

7-quater. L'incarico di responsabile di struttura semplice, intesa come articolazione interna di una struttura complessa o di un dipartimento, è attribuito dal direttore generale, su proposta,
rispettivamente, del direttore della struttura complessa di afferenza o del direttore di dipartimento, a un dirigente con un'anzianità di servizio di almeno cinque anni nella disciplina oggetto dell'incarico. Gli incarichi hanno durata non inferiore a tre anni e non superiore a cinque anni, con possibilità di rinnovo. L'oggetto, gli obiettivi da conseguire, la durata, salvo i casi di revoca, nonché' il corrispondente trattamento economico degli incarichi sono definiti dalla contrattazione collettiva nazionale.

7-quinquies. Per il conferimento dell'incarico di struttura complessa non possono essere utilizzati contratti a tempo determinato di cui all'articolo 15-septies.»;

e) all'articolo 15-ter, comma 1, il primo periodo è sostituito dal seguente:
«Gli incarichi di cui all'articolo 15, comma 4, sono attribuiti a tempo determinato compatibilmente con le risorse finanziarie a tale fine disponibili e nei limiti del numero degli incarichi e delle strutture semplici stabiliti nell'atto aziendale di cui all'articolo 3, comma 1-bis;

f) all'articolo 15-ter il comma 2 è sostituito dal seguente:
«2. Gli incarichi di struttura complessa hanno durata da cinque a sette anni, con facoltà di rinnovo per lo stesso periodo o per periodo più breve.»;

g) l'articolo 17 è sostituito dal seguente:
«Art. 17 (Collegio di direzione). - 1. Le regioni prevedono l'istituzione, nelle aziende e negli enti del Servizio sanitario regionale, del collegio di direzione, quale organo dell'azienda, individuandone la composizione in modo da garantire la partecipazione di tutte le figure professionali presenti nella azienda o nell'ente e disciplinandone le competenze e i criteri di funzionamento, nonché' le relazioni con gli altri organi aziendali. Il collegio di direzione, in particolare, concorre al governo delle attività cliniche, partecipa alla pianificazione delle attività, incluse la ricerca, la didattica, i programmi di formazione e le soluzioni organizzative per l'attuazione dell'attività libero-professionale intramuraria. Nelle aziende ospedaliero universitarie il collegio di direzione partecipa alla pianificazione delle attività di ricerca e

didattica nell'ambito di quanto definito dall'università; concorre inoltre allo sviluppo organizzativo e gestionale delle aziende, con particolare riferimento all'individuazione di indicatori di risultato clinico-assistenziale e di efficienza, nonché' dei requisiti di appropriatezza e di qualità delle prestazioni. Partecipa altresì alla valutazione interna dei risultati conseguiti in relazione agli obiettivi prefissati ed è consultato obbligatoriamente dal direttore generale su tutte le questioni attinenti al governo delle attività cliniche. Ai componenti del predetto collegio non è corrisposto alcun emolumento, compenso, indennità o rimborso spese.».

2. Le modifiche introdotte dal comma 1 agli articoli 3-bis, comma 3, e 15 del decreto legislativo 30 dicembre 1992, n. 502, e successive modificazioni, non si applicano ai procedimenti di nomina dei direttori generali delle aziende sanitarie locali e delle aziende ospedaliere, nonché' dei direttori di struttura complessa, pendenti alla data di entrata in vigore del presente decreto.

3. Le regioni entro novanta giorni dalla data di entrata in vigore del presente decreto predispongono ovvero aggiornano gli elenchi di cui all'articolo 3-bis, comma 3, del decreto legislativo 30 dicembre 1992, n. 502, e successive modificazioni, come sostituito dal comma

1, lettera a), del presente decreto.

Art. 5

Aggiornamento dei livelli essenziali di assistenza con particolare riferimento alle persone affette da malattie croniche, da malattie rare, nonché' da ludopatia

1. Nel rispetto degli equilibri programmati di finanza pubblica, con la procedura di cui all'articolo 6, comma 1, secondo periodo, del decreto-legge 18 settembre 2001, n. 347, convertito, con modificazioni, dalla legge 16 novembre 2001, n. 405, con decreto del Presidente del Consiglio dei Ministri, da adottare entro il 31 dicembre 2012, su proposta del Ministro della salute, di concerto con il Ministro dell'economia e delle finanze, d'intesa con la Conferenza permanente per i rapporti tra lo Stato, le regioni e le province autonome di Trento e di Bolzano, si provvede all'aggiornamento dei livelli essenziali di assistenza ai sensi dell'articolo 1 del decreto legislativo 30 dicembre 1992, n. 502, e successive modificazioni, con

prioritario riferimento alla riformulazione dell'elenco delle malattie croniche di cui al decreto del Ministro della sanità 28 maggio 1999, n. 329, e delle malattie rare di cui al decreto del Ministro della sanità 18 maggio 2001, n. 279, al fine di assicurare il bisogno di salute, l'equità nell'accesso all'assistenza, la qualità delle cure e la loro appropriatezza riguardo alle specifiche

esigenze.

2. Con la medesima procedura di cui al comma 1 e nel rispetto degli

equilibri programmati di finanza pubblica, si provvede ad aggiornare i livelli essenziali di assistenza con riferimento alle prestazioni di prevenzione, cura e riabilitazione rivolte alle persone affette da ludopatia, intesa come patologia che caratterizza i soggetti affetti da sindrome da gioco con vincita in denaro, così come definita dall'Organizzazione mondiale della sanità (G.A.P.).

Art. 6

Disposizioni in materia di edilizia sanitaria, di controlli e prevenzione incendi nelle strutture sanitarie, nonché' di ospedali psichiatrici giudiziari

1. La procedura di affidamento dei lavori di ristrutturazione e di adeguamento a specifiche normative, nonché' di costruzione di strutture ospedaliere, da realizzarsi mediante contratti di

partenariato pubblico-privato di cui al decreto legislativo 12 aprile 2006, n. 163, e successive modificazioni, può altresì prevedere la cessione all'aggiudicatario, come componente del corrispettivo, di immobili ospitanti strutture ospedaliere da dismettere, anche ove l'utilizzazione comporti il mutamento di destinazione d'uso, da attuarsi secondo la disciplina regionale vigente.

2. Le risorse residue di cui al programma pluriennale di interventi di cui all'articolo 20 della legge 11 marzo 1988, n. 67, rese annualmente disponibili nel bilancio dello Stato, sono in quota parte stabilite con specifica intesa sancita dalla Conferenza permanente per i rapporti tra lo Stato, le regioni e le province autonome di Trento e di Bolzano, finalizzate agli interventi per l'adeguamento alla normativa antincendio. A tale fine, nei limiti della predetta quota parte e in relazione alla particolare situazione di distinte tipologie di strutture ospedaliere, con decreto del Ministro dell'interno, ai sensi dell'articolo 15 del decreto legislativo 8 marzo 2006, n. 139, di concerto con i Ministri della salute e dell'economia e delle finanze, nonché' sentita la Conferenza permanente per i rapporti tra lo Stato, le regioni e le province autonome di Trento e di Bolzano, si provvede all'aggiornamento della normativa tecnica antincendio relativa alle strutture sanitarie e sociosanitarie sulla base dei seguenti criteri e principi direttivi:

a) definizione e articolazione dei requisiti di sicurezza antincendio per le strutture sanitarie e sociosanitarie, con scadenze differenziate per il loro rispetto, prevedendo semplificazioni e soluzioni di minor costo a parità di sicurezza;

b) previsione di una specifica disciplina semplificata per le strutture esistenti alla data di entrata in vigore del decreto del Ministro dell'interno del 18 settembre 2002, pubblicato nella Gazzetta Ufficiale della Repubblica italiana n. 227 del 27 settembre 2002;

c) adozione, da parte delle strutture sanitarie e sociosanitarie pubbliche, da dismettere entro trentasei mesi dalla data di entrata in vigore del decreto del Presidente della Repubblica 1° agosto 2011, n. 151, ai fini della prosecuzione dell'attività fino alla predetta scadenza, di un modello di organizzazione e gestione conforme alle disposizioni dell'articolo 30 del decreto legislativo 9 aprile 2008, n. 81, con il contestuale impegno delle regioni e delle province

autonome di Trento e di Bolzano a sostituirle entro la medesima scadenza con strutture in regola con la normativa tecnica antincendio;

d) applicazione per le strutture di ricovero a ciclo diurno e le altre strutture sanitarie individuate nell'allegato I del decreto del Presidente della Repubblica 1° agosto 2011, n. 151, di una specifica disciplina semplificata di prevenzione incendi, fermo restando il rispetto delle disposizioni del Capo III del decreto legislativo 9 aprile 2008, n. 81.

3. All'articolo 3-ter, comma 6, del decreto-legge 22 dicembre 2011, n. 211, convertito, con modificazioni, dalla legge 17 febbraio 2012, n. 9, il secondo periodo è sostituito dal seguente:

«Le predette risorse, in deroga alla procedura di attuazione del programma pluriennale di interventi di cui all'articolo 20 della legge 11 marzo 1988, n. 67, sono ripartite tra le regioni e province autonome, con decreto del Ministro della salute, di concerto con il Ministro dell'economia e delle finanze, previa intesa sancita dalla Conferenza permanente per i rapporti tra lo Stato, le regioni e le province autonome di Trento e di Bolzano, ed assegnate alla singola

regione o provincia autonoma con decreto del Ministro della salute di approvazione di uno specifico programma di utilizzo proposto dalla medesima regione o provincia autonoma. All'erogazione delle risorse si provvede per stati di avanzamento dei lavori. Per le province

autonome di Trento e di Bolzano si applicano le disposizioni di cui all'articolo 2, comma 109, della legge 23 dicembre 2009, n. 191.».

Capo II
Riduzione dei rischi sanitari connessi all'alimentazione e alle emergenze veterinarie

Art. 7

Disposizioni in materia di vendita di prodotti del tabacco, misure di prevenzione per contrastare la ludopatia e per l'attività sportiva non agonistica

1. All'articolo 25 del testo unico delle leggi sulla protezione ed assistenza della maternità e infanzia, di cui al regio decreto 24 dicembre 1934, n. 2316, e successive modificazioni, il primo e il secondo comma sono sostituiti dai seguenti: «Chiunque vende prodotti del tabacco ha l'obbligo di chiedere all'acquirente, all'atto dell'acquisto, l'esibizione di un documento di identità, tranne nei casi in cui la maggiore età dell'acquirente sia manifesta.

Si applica la sanzione amministrativa pecuniaria da 250 a 1.000 euro a chiunque vende o somministra i prodotti del tabacco ai minori di anni diciotto. Se il fatto è commesso più di una volta si applica la sanzione amministrativa pecuniaria da 500 a 2.000 euro e la sospensione, per tre mesi, della licenza all'esercizio dell'attività.».

2. All'articolo 20 della legge 8 agosto 1977, n. 556, e successive modificazioni, dopo il primo comma è aggiunto il seguente:

«I distributori automatici per la vendita al pubblico di prodotti del tabacco sono dotati di un sistema automatico di rilevamento dell'età anagrafica dell'acquirente. Sono considerati idonei i sistemi di lettura automatica dei documenti anagrafici rilasciati dalla pubblica amministrazione.».

3. Le disposizioni di cui ai commi 1 e 2 del presente articolo, nonché l'adeguamento dei sistemi automatici già adottati alla data di entrata in vigore del presente decreto hanno efficacia a decorrere dal 1° gennaio 2013.

4. Sono vietati messaggi pubblicitari concernenti il gioco con vincite in denaro nel corso di trasmissioni televisive o radiofoniche e di rappresentazioni teatrali o cinematografiche rivolte

prevalentemente ai giovani. Sono altresì vietati messaggi pubblicitari concernenti il gioco con vincite in denaro su giornali, riviste, pubblicazioni, durante trasmissioni televisive e radiofoniche, rappresentazioni cinematografiche e teatrali, nonché via internet nei quali si evidenzi anche solo uno dei seguenti elementi:

a) incitamento al gioco ovvero esaltazione della sua pratica;
b) presenza di minori;
c) assenza di formule di avvertimento sul rischio di dipendenza

dalla pratica del gioco, nonché dell'indicazione della possibilità di consultazione di note informative sulle probabilità di vincita pubblicate sui siti istituzionali dell'Amministrazione autonoma dei monopoli di Stato e, successivamente alla sua incorporazione ai sensi della legislazione vigente, dalla Agenzia delle dogane e dei monopoli, nonché dei singoli concessionari ovvero disponibili presso i punti di raccolta dei giochi.

5. Formule di avvertimento sul rischio di dipendenza dalla pratica di giochi con vincite in denaro, nonché le relative probabilità di vincita devono altresì figurare sulle schedine ovvero sui tagliandi di tali giochi. Qualora l'entità dei dati da riportare è tale da non potere essere contenuta nelle dimensioni delle schedine ovvero dei tagliandi, questi ultimi devono recare l'indicazione della possibilità di consultazione di note informative sulle probabilità di vincita pubblicate sui siti istituzionali dell'Amministrazione autonoma dei monopoli di Stato e, successivamente alla sua incorporazione, ai sensi della legislazione vigente, dalla Agenzia

delle dogane e dei monopoli, nonché dei singoli concessionari e disponibili presso i punti di raccolta dei giochi. Le medesime formule di avvertimento devono essere applicate sugli apparecchi di cui all'articolo 110,

comma 6, lettera a), del testo unico delle leggi di pubblica sicurezza, di cui al regio decreto 18 giugno 1931, n. 773, e successive modificazioni; le stesse formule devono essere riportate su apposite targhe esposte nelle aree ovvero nelle sale in cui sono installati i videoterminali di cui all'articolo 110, comma 6, lettera b), del predetto testo unico di cui al regio decreto n. 773 del 1931, nonché' nei punti di vendita in cui si esercita come
attività principale l'offerta di scommesse su eventi sportivi, anche ippici, e non sportivi. Tali formule devono altresì comparire ed essere chiaramente leggibili all'atto di accesso ai siti internet destinati all'offerta di giochi con vincite in denaro.

6. Il committente del messaggio pubblicitario di cui al comma 4 e il proprietario del mezzo con cui il medesimo messaggio pubblicitario è diffuso sono puniti entrambi con una sanzione amministrativa pecuniaria da centomila a cinquecentomila euro. L'inosservanza delle disposizioni di cui al comma 5 è punita con una sanzione amministrativa pecuniaria pari a cinquantamila euro irrogata nei confronti del concessionario; per le violazioni di cui al comma 5, relative agli apparecchi di cui al citato articolo 110, comma 6, lettere a) e b), la stessa sanzione si applica al solo soggetto titolare della sala o del punto di raccolta dei giochi; per le
violazioni nei punti di vendita in cui si esercita come attività principale l'offerta di scommesse, la sanzione si applica al titolare del punto vendita, se diverso dal concessionario. Per le attività di contestazione degli illeciti, nonché' di irrogazione delle sanzioni è competente l'Amministrazione autonoma dei monopoli di Stato e, successivamente alla sua incorporazione, ai sensi della legislazione vigente, l'Agenzia delle dogane e dei monopoli, che vi provvede ai
sensi della legge 24 novembre 1981, n. 689, e successive modificazioni.

7. Le disposizioni di cui ai commi 4, 5 e 6 hanno efficacia dal 1° gennaio 2013.

8. Ferme restando in ogni caso le disposizioni di cui all'articolo 24, commi 20, 21 e 22, del decreto-legge 6 luglio 2011, n. 98, convertito, con modificazioni, dalla legge 15 luglio 2011 n. 111, è vietato l'ingresso ai minori di anni diciotto nelle aree destinate al gioco con vincite in denaro interne alle sale bingo, nonché' nelle aree ovvero nelle sale in cui sono installati i videoterminali di cui all'articolo 110, comma 6, lettera b), del testo unico di cui al regio decreto n. 773 del 1931, e nei punti di vendita in cui si esercita come attività principale quella di scommesse su eventi sportivi, anche ippici, e non sportivi. La violazione del divieto è punita ai sensi dell'articolo 24, commi 21 e 22, del predetto decreto-legge n. 98 del 2011, convertito, con modificazioni, dalla legge n. 111 del 2011. Ai fini di cui al presente comma, il titolare
dell'esercizio commerciale, del locale ovvero del punto di offerta del gioco con vincite in denaro identifica i minori di età mediante richiesta di

esibizione di un documento di identità, tranne nei casi in cui la maggiore età sia manifesta.

9. L'Amministrazione autonoma dei monopoli di Stato e, a seguito della sua incorporazione, l'Agenzia delle dogane e dei monopoli, di intesa con la Società italiana degli autori ed editori (SIAE), la Polizia di Stato, l'Arma dei Carabinieri e il Corpo della guardia di finanza, pianifica su base annuale almeno cinquemila controlli, specificamente destinati al contrasto del gioco minorile, nei confronti degli esercizi presso i quali sono installati gli apparecchi di cui all'articolo 110, comma 6, lettera a), del testo unico di cui al regio decreto n. 773 del 1931, ovvero vengono svolte attività di scommessa su eventi sportivi, anche ippici, e non sportivi, collocati in prossimità di istituti scolastici primari e secondari, di strutture sanitarie ed ospedaliere, di luoghi di culto. Alla predetta Amministrazione, per le conseguenti attività possono essere segnalate da parte degli agenti di Polizia locale le violazioni delle norme in materia di giochi con vincite in denaro constatate, durante le loro ordinarie attività di controllo previste a legislazione vigente, nei luoghi deputati alla raccolta dei predetti giochi. Le attività del presente comma sono svolte nell'ambito delle risorse umane, strumentali e finanziarie

disponibili a legislazione vigente.

10. L'Amministrazione autonoma dei monopoli di Stato e, a seguito della sua incorporazione, l'Agenzia delle dogane e dei monopoli, in funzione della sua competenza decisoria esclusiva al riguardo, provvede a pianificare, tenuto conto degli interessi pubblici di settore, ivi inclusi quelli connessi al consolidamento del relativo gettito erariale, forme di progressiva ricollocazione dei punti della rete fisica di raccolta del gioco praticato mediante gli apparecchi

di cui all'articolo 110, comma 6, lettera a), del testo unico di cui al regio decreto n. 773 del 1931, che risultano territorialmente prossimi a istituti scolastici primari e secondari, strutture

sanitarie ed ospedaliere, luoghi di culto. Le pianificazioni operano relativamente alle concessioni di raccolta di gioco pubblico bandite successivamente alla data di entrata in vigore della legge di conversione del presente decreto e valgono, per ciascuna nuova concessione, in funzione della dislocazione territoriale degli istituti scolastici primari e secondari, delle strutture sanitarie ed ospedaliere, dei luoghi di culto esistenti alla data del relativo bando. Ai fini di tale pianificazione si tiene conto dei risultati conseguiti all'esito dei controlli di cui al comma 9, nonché' di ogni altra qualificata informazione acquisita nel frattempo, ivi incluse

proposte motivate dei comuni ovvero di loro rappresentanze regionali o nazionali.

11. Al fine di salvaguardare la salute dei cittadini che praticano un'attività sportiva non agonistica o amatoriale il Ministro della salute, con proprio

decreto, adottato di concerto con il Ministro delegato al turismo e allo sport, dispone garanzie sanitarie mediante l'obbligo di idonea certificazione medica, nonché' linee guida per l'effettuazione di controlli sanitari sui praticanti e per la dotazione e l'impiego, da parte di società sportive sia professionistiche che dilettantistiche, di defibrillatori semiautomatici e di eventuali altri dispositivi salvavita.

Art. 8
Norme in materia di sicurezza alimentare e di bevande
1. I commi da 1 a 4 dell'articolo 10 del decreto legislativo 27 gennaio 1992, n. 111, sono sostituiti dai seguenti:
«1. Ai sensi dell'articolo 2 del decreto legislativo 6 novembre 2007, n. 193, gli stabilimenti di produzione e confezionamento dei prodotti di cui all'articolo 1 sono riconosciuti dalle regioni, dalle province autonome di Trento e di Bolzano e dalle aziende sanitarie locali.
2. Il riconoscimento di cui al comma 1 avviene previa verifica in loco:
a) del rispetto dei pertinenti requisiti di cui al regolamento (CE) n. 852 /2004 e al regolamento (CE) n. 853/ 2004 e degli altri specifici requisiti previsti dalla legislazione alimentare vigente;
b) della disponibilità di un laboratorio accreditato per il controllo dei prodotti.
3. Il riconoscimento viene sospeso o revocato quando vengono meno i presupposti di cui al comma 2.
4. Il Ministero della salute, anche avvalendosi della collaborazione di esperti dell'Istituto superiore di sanità, senza nuovi o maggiori oneri può effettuare, in ogni momento, verifiche
ispettive sugli stabilimenti di cui al comma 1 con le risorse umane, strumentali e finanziarie disponibili a legislazione vigente.».
2. Il comma 6 dell'articolo 10 del decreto legislativo 27 gennaio 1992, n. 111, è sostituito dal seguente:
«6. Le Aziende sanitarie locali competenti comunicano tempestivamente al Ministero della salute i dati relativi agli stabilimenti riconosciuti con l'indicazione delle specifiche produzioni effettuate e gli eventuali provvedimenti di sospensione o revoca. Il Ministero della salute provvede, senza oneri aggiuntivi a carico della finanza pubblica, all'aggiornamento periodico
dell'elenco nazionale degli stabilimenti riconosciuti pubblicato sul portale del Ministero.».
3. All'articolo 12, comma 1, del decreto legislativo 27 gennaio 1992, n. 111, le parole: «per il rilascio dell'autorizzazione o» sono soppresse.
4. L'operatore del settore alimentare che offre in vendita al consumatore finale pesce e cefalopodi freschi, nonché' prodotti di acqua dolce, sfusi o pre imballati per la vendita diretta ai sensi dell'articolo 44 del regolamento

(CE) 1169/2011, è tenuto ad apporre in modo visibile apposito cartello con le informazioni indicate con decreto del Ministro della salute, sentito il Ministro delle politiche agricole alimentari e forestali, riportanti le informazioni relative alle corrette condizioni di impiego.

5. La violazione delle prescrizioni di cui al comma 4, è punita dall'autorità competente, da determinarsi ai sensi del decreto legislativo 6 novembre 2007, n. 193, con la sanzione amministrativa pecuniaria da euro 600 a euro 3.500.

6. L'operatore del settore alimentare che immette sul mercato latte crudo o crema cruda destinati all'alimentazione umana diretta, deve riportare sulla confezione del prodotto o in etichetta le informazioni indicate con decreto del Ministro della salute.

7. Salvo quanto previsto dal comma 6, in caso di cessione diretta di latte crudo, l'operatore del settore alimentare provvede con l'esposizione di un cartello, nello stesso luogo in cui avviene la vendita del prodotto, ad informare il consumatore finale di consumare il prodotto previa bollitura.

8. L'operatore del settore alimentare che, per la produzione di gelati utilizza latte crudo, deve sottoporlo a trattamento termico conformemente ai requisiti di cui al regolamento (CE) n. 853/2004.

9. L'operatore del settore alimentare che utilizza distributori automatici per la vendita diretta di latte crudo deve provvedere secondo le indicazioni stabilite con decreto del Ministro della salute.

10. La somministrazione di latte crudo e crema cruda nell'ambito della ristorazione collettiva, comprese le mense scolastiche, è vietata.

11. Salvo che il fatto costituisca reato, gli operatori che non rispettano le disposizioni di cui ai commi da 6 a 10 sono soggetti all'applicazione della sanzione amministrativa pecuniaria da euro 5000 a euro 50.000.

12. Le regioni e le province autonome provvedono all'accertamento e all'irrogazione delle sanzioni di cui al comma 11.

13. Dall'attuazione del presente articolo non devono derivare nuovi o maggiori oneri per la finanza pubblica. Le Amministrazioni interessate provvedono agli adempienti previsti con le risorse umane, finanziarie e strumentali disponibili a legislazione vigente.

14. All'articolo 1, comma 3-bis del decreto legislativo 19 novembre 2008, n. 194, è aggiunto in fine il seguente periodo: «L'esclusione si applica per le attività di cui all'allegato A, Sezione 8, sempre che siano esercitate nei limiti delle fasce ivi previste.».

15. All'allegato A del decreto legislativo 19 novembre 2008, n. 194, dopo la Sezione 7 è aggiunta in fine la Sezione 8, di cui all'Allegato 1 del presente decreto.

16. Decorsi sei mesi dal perfezionamento con esito positivo della procedura di notifica di cui alla direttiva 98/34/CE, le bevande analcoliche di cui all'articolo 4 del decreto del Presidente della Repubblica 19 maggio

1958, n. 719, devono essere commercializzate con un contenuto di succo naturale non inferiore al 20 per cento.

Art. 9
Disposizioni in materia di emergenze veterinarie

1. In presenza di malattie infettive e diffusive del bestiame, anche di rilevanza internazionale, che abbiano carattere emergenziale o per le quali non si è proceduto all'eradicazione prescritta dalla normativa dell'Unione europea, con la procedura di cui all'articolo 8, comma 1, della legge 5 giugno 2003, n. 131, il Presidente del Consiglio dei Ministri, su proposta del Ministro della salute, di concerto con il Ministro per gli affari europei, sentito il Ministro per gli affari regionali, il turismo e lo sport, diffida la regione interessata ad adottare entro quindici giorni gli atti necessari alla salvaguardia della salute dell'uomo e degli animali.

2. Ove la regione non adempia alla diffida di cui al comma 1, ovvero gli atti posti in essere risultino inidonei o insufficienti, il Consiglio dei ministri, su proposta del Ministro della salute, di concerto con il Ministro per gli affari europei, sentito il Ministro per gli affari regionali, alla presenza del Presidente della regione interessata, nomina un commissario ad acta per la risoluzione dell'emergenza o il conseguimento dell'eradicazione. Gli oneri per l'attività del Commissario sono a carico della regione inadempiente.

Capo III
Disposizioni in materia di farmaci

Art. 10
Modificazioni al decreto legislativo 24 aprile 2006, n. 219, e norme sull'innovatività terapeutica

1. Al decreto legislativo 24 aprile 2006, n. 219, e successive modificazioni, sono apportate le seguenti modifiche:

a) all'articolo 54, dopo il comma 4 è aggiunto il seguente:
«4-bis. La produzione di una specifica materia prima farmacologicamente attiva destinata esclusivamente alla produzione di medicinali sperimentali da utilizzare in sperimentazioni cliniche di fase I non necessita di specifica autorizzazione, se, previa notifica all'AIFA da parte del titolare dell'officina, è effettuata nel rispetto delle norme di buona fabbricazione in un'officina autorizzata alla produzione di materie prime farmacologicamente attive. Entro il 31 dicembre 2014 l'AIFA trasmette al Ministro della salute e pubblica nel suo sito internet una relazione sugli effetti derivanti dall'applicazione della disposizione di cui al presente comma e sui possibili effetti della estensione di tale disciplina ai medicinali sperimentali impiegati nelle sperimentazioni cliniche di fase II. La relazione tiene adeguatamente conto anche degli interventi ispettivi effettuati dall'AIFA presso le officine di produzione delle materie prime

farmacologicamente attive.»;

b) al comma 3 dell'articolo 73 è aggiunto, in fine, il seguente periodo: "In considerazione delle loro caratteristiche tecniche, i radiofarmaci sono esentati dall'obbligo di apposizione del bollino

farmaceutico, disciplinato dal decreto del Ministro della sanità in data 2 agosto 2001, pubblicato nella Gazzetta Ufficiale della Repubblica italiana n. 270 del 20 novembre 2001.»;

c) il comma 11 dell'articolo 130 è sostituito dal seguente:

«11. Le aziende titolari di AIC e le aziende responsabili della commercializzazione dei medicinali sono tenute alla trasmissione dei dati di vendita secondo le modalità previste dal decreto del Ministro della salute 15 luglio 2004, pubblicato nella Gazzetta Ufficiale della Repubblica italiana n. 2 del 4 gennaio 2005, concernente l'istituzione di una banca dati centrale finalizzata a monitorare le confezioni dei medicinali all'interno del sistema distributivo.»;

d) il comma 12 dell'articolo 130 è abrogato;

e) il comma 23 dell'articolo 148 è abrogato;

f) al secondo periodo del comma 5 dell'articolo 141 le parole: «La sospensione è disposta in caso di lievi irregolarità di cui al comma 2» sono sostituite dalle seguenti: «La sospensione è disposta, altresì, quando le irregolarità di cui ai commi 2 e 3 risultano di lieve entità».

2. Al fine di garantire su tutto il territorio nazionale il rispetto dei livelli essenziali di assistenza, le regioni e le province autonome di Trento e di Bolzano sono tenute ad assicurare l'immediata disponibilità agli assistiti dei medicinali a carico del Servizio sanitario nazionale erogati attraverso gli ospedali e le aziende sanitarie locali che, a giudizio della Commissione consultiva tecnico-scientifica dell'Agenzia italiana del farmaco, di seguito AIFA, possiedano, alla luce dei criteri predefiniti dalla medesima Commissione, il requisito della innovatività terapeutica di

particolare rilevanza.

3. Quanto disposto dal comma 2 si applica indipendentemente dall'inserimento dei medicinali nei prontuari terapeutici ospedalieri o in altri analoghi elenchi predisposti dalle competenti autorità regionali e locali ai fini della razionalizzazione dell'impiego dei farmaci da parte delle strutture pubbliche.

4. Quando una regione comunica all'AIFA dubbi sui requisiti di innovatività riconosciuti a un medicinale, fornendo la documentazione scientifica su cui si basa tale valutazione, l'AIFA sottopone alla Commissione consultiva tecnico-scientifica la questione affinché' la riesamini entro 60 giorni dalla comunicazione regionale e esprima un motivato parere.

5. Le regioni e le province autonome di Trento e di Bolzano sono tenute ad aggiornare, con periodicità almeno semestrale, i prontuari terapeutici

ospedalieri e ogni altro strumento analogo regionale, elaborato allo scopo di razionalizzare l'impiego dei farmaci da parte di strutture pubbliche, di consolidare prassi assistenziali e di guidare i clinici in percorsi diagnostico-terapeutici specifici, nonché a trasmetterne copia all'AIFA.

6. Presso l'AIFA, è istituto, senza nuovi oneri a carico della finanza pubblica, un tavolo permanente di monitoraggio dei prontuari terapeutici ospedalieri, al quale partecipano rappresentanti della stessa Agenzia, delle regioni e delle province autonome di Trento e di Bolzano e del Ministero della salute. La partecipazione al tavolo è a titolo gratuito. Il tavolo discute eventuali criticità nella gestione dei prontuari terapeutici ospedalieri e degli altri analoghi strumenti regionali e fornisce linee guida per l'armonizzazione e l'aggiornamento degli stessi.

Art. 11

Revisione straordinaria del Prontuario farmaceutico nazionale e altre disposizioni dirette a favorire l'impiego razionale ed economicamente compatibile dei medicinali da parte del Servizio sanitario nazionale

1. Entro il 30 giugno 2013 l'AIFA, sulla base delle valutazioni della Commissione consultiva tecnico-scientifica e del Comitato prezzi e rimborso, provvede ad una revisione straordinaria del Prontuario farmaceutico nazionale, collocando nella classe di cui all'articolo 8, comma 10, lettera c), della legge 24 dicembre 1993, n. 537, i farmaci terapeuticamente superati e quelli la cui efficacia non risulti sufficientemente dimostrata, alla luce delle evidenze rese disponibili dopo l'immissione in commercio. Per i farmaci che non soddisfano il criterio di economicità, in rapporto al risultato terapeutico previsto, è avviata dall'AIFA la procedura di rinegoziazione del prezzo; il termine per l'eventuale esclusione di questi ultimi prodotti dal Prontuario farmaceutico nazionale è stabilito al 31 dicembre 2013. In sede di revisione straordinaria ai

sensi dei precedenti periodi del presente comma e, successivamente, in sede di periodico aggiornamento del Prontuario farmaceutico nazionale, i medicinali equivalenti, ai sensi di legge, ai medicinali di cui è in scadenza il brevetto o il certificato di protezione complementare non possono essere classificati come farmaci a carico del Servizio sanitario nazionale con decorrenza anteriore alla data di scadenza del brevetto o del certificato di protezione complementare, pubblicata dal Ministero dello sviluppo economico ai sensi delle vigenti disposizioni di legge.

2. Qualora, alla scadenza di un accordo stipulato dall'AIFA con un'azienda farmaceutica ai sensi dell'articolo 48, comma 33, del decreto-legge 30 settembre 2003, n. 269, convertito, con

modificazioni, dalla legge 24 novembre 2003, n. 326, il medicinale che era stato oggetto dell'accordo venga escluso dalla rimborsabilità, l'AIFA può stabilire l'ulteriore dispensazione del medicinale a carico del Servizio sanitario nazionale ai soli fini del completamento della terapia dei pazienti già in trattamento.

3. Al comma 4 dell'articolo 1 del decreto-legge 21 ottobre 1996, n. 536, convertito, con modificazioni, dalla legge 23 dicembre 1996, n. 648, sono apportate le seguenti modificazioni:

a) le parole: «dalla Commissione unica del farmaco conformemente alle procedure ed ai criteri adottati dalla stessa» sono sostituite dalle seguenti: «dall'AIFA, conformemente alle procedure ed ai criteri adottati dalla stessa, previa valutazione della Commissione consultiva tecnico-scientifica»;

b) dopo il primo periodo sono inseriti i seguenti:

«Se è disponibile un'alternativa terapeutica nell'ambito dei farmaci autorizzati, la presenza nell'elenco di cui al precedente periodo del medicinale non autorizzato, con conseguente erogazione dello stesso a carico del Servizio sanitario nazionale, è ammessa unicamente nel caso in cui a giudizio della Commissione tecnico-scientifica dell'AIFA, il medicinale possieda un profilo di sicurezza, con riferimento all'impiego proposto, non inferiore a quella del farmaco autorizzato e quest'ultimo risulti eccessivamente oneroso per il Servizio sanitario nazionale. Agli effetti del presente comma il medicinale già autorizzato è considerato eccessivamente oneroso se il costo medio della terapia basata sul suo impiego supera di almeno il 50 per cento il costo medio della terapia basata sull'impiego del farmaco non autorizzato.».

4. Previa autorizzazione dell'AIFA, rilasciata su proposta della regione competente, la farmacia ospedaliera può, attraverso operazioni di ripartizione del quantitativo di un medicinale regolarmente in commercio, allestire dosaggi da utilizzare all'interno dell'ospedale in cui opera o all'interno di altri ospedali, ovvero da consegnare all'assistito per impiego domiciliare sotto il controllo della struttura pubblica. Il disposto del presente comma si applica anche nell'ipotesi di utilizzazione di un medicinale per un'indicazione diversa da quella autorizzata, ai sensi dell'articolo 1, comma 4, del decreto-legge 21 ottobre 1996, n. 536, convertito, con modificazioni, dalla legge 23 dicembre 1996, n. 648, come modificato dal comma 3 del presente articolo.

5. Le regioni e le province autonome di Trento e di Bolzano sono autorizzate a sperimentare, nei limiti delle loro disponibilità di bilancio, sistemi di riconfezionamento, anche personalizzato, e di distribuzione dei medicinali agli assistiti in trattamento presso strutture ospedaliere e residenziali, al fine di eliminare sprechi di prodotti e rischi di errori e di consumi impropri. Le operazioni di sconfezionamento e riconfezionamento dei medicinali sono effettuate nel rispetto delle norme di buona fabbricazione. L'AIFA, su richiesta della regione, autorizza l'allestimento e la fornitura alle strutture sanitarie che partecipano alla sperimentazione di macro-confezioni di medicinali in grado di agevolare le operazioni predette.

Art. 12

Procedure concernenti i medicinali

1. L'articolo 8 del decreto legislativo 27 gennaio 1992, n. 79, e successive modificazioni, è sostituito dal seguente:

«Art. 8 (Procedimento di classificazione di un medicinale fra i farmaci erogabili dal Servizio sanitario nazionale). - 1. Fatto salvo il disposto del comma 2, l'azienda farmaceutica interessata può presentare all'AIFA la domanda di classificazione di un medicinale fra i farmaci erogabili dal Servizio sanitario nazionale soltanto dopo aver ottenuto l'autorizzazione all'immissione in commercio dello stesso medicinale di cui all'articolo 6, comma 1, del decreto legislativo 24 aprile 2006, n. 219, e successive modificazioni.

2. In deroga al disposto del comma 1, la domanda riguardante farmaci orfani o altri farmaci di eccezionale rilevanza terapeutica e sociale previsti in una specifica deliberazione dell'AIFA, adottata su proposta della Commissione consultiva tecnico-scientifica, o riguardante medicinali utilizzabili esclusivamente in ambiente ospedaliero o in strutture ad esso assimilabili, può essere presentata anteriormente al rilascio dell'autorizzazione all'immissione in commercio.

3. L'AIFA comunica all'interessato le proprie determinazioni entro 90 giorni dal ricevimento della domanda. Il rigetto della domanda è comunicato al richiedente unitamente al parere della Commissione consultiva tecnico-scientifica o del Comitato prezzi e rimborso sul quale la decisione è fondata. Parimenti documentata è la comunicazione della determinazione di esclusione di un medicinale in precedenza classificato fra i farmaci erogabili dal Servizio sanitario nazionale.».

2. I medicinali che ottengono un'autorizzazione all'immissione in commercio comunitaria a norma del regolamento (CE) n. 726/2004, del regolamento CE n. 1901/2006 o del regolamento (CE), n. 1394/2007 o un'autorizzazione all'immissione in commercio ai sensi del decreto legislativo 24 aprile 2006, n. 219, e successive modificazioni, sono automaticamente collocati in apposita sezione, dedicata ai farmaci non ancora valutati ai fini della rimborsabilità, della classe di cui all'articolo 8, comma 10, lettera c), della legge 24 dicembre 1993, n. 537, e successive modificazioni, nelle more della presentazione, da parte dell'azienda interessata, di una eventuale domanda di diversa classificazione ai sensi della citata disposizione legislativa. Entro 15 giorni dal rilascio dell'autorizzazione comunitaria, l'AIFA pubblica nella Gazzetta Ufficiale un comunicato che dà conto della classificazione ai sensi del presente comma e indica il prezzo del medicinale, sulla base di quanto comunicato dall'azienda interessata. Per i medicinali autorizzati ai sensi del decreto legislativo 24 aprile 2006, n. 219, e successive modificazioni, le indicazioni della classificazione ai sensi del presente comma e del prezzo sono incluse nel provvedimento di autorizzazione all'immissione in commercio. Le disposizioni del presente

comma non si applicano ai medicinali di cui all'articolo 8, comma 2, del decreto legislativo 27 gennaio 1992, n. 79, e successive modificazioni, come sostituito dal comma 1 del presente articolo.

3. Le disposizioni dei commi 1 e 2 del presente articolo non si applicano ai medicinali generici o equivalenti, per i quali resta ferma la disciplina prevista dall'articolo 3, comma 130, della legge 28 dicembre 1995, n. 549, fatta salva la devoluzione all'AIFA e ai suoi organismi collegiali delle competenze ivi attribuite al Ministero della salute e alla Commissione unica del farmaco.

4. All'articolo 15 della legge 21 ottobre 2005, n. 219, e successive modificazioni, è abrogato il comma 6.

5. Le competenze in materia di sperimentazione clinica dei medicinali attribuite dal decreto legislativo 24 giugno 2003, n. 211, all'Istituto superiore di sanità sono trasferite all'AIFA, la quale si avvale di esperti del predetto Istituto, senza nuovi o maggiori oneri, ai fini dell'esercizio delle funzioni trasferite. Sono confermate in capo all'AIFA le competenze in materia di sperimentazione clinica di medicinali attribuite dal citato decreto legislativo n. 211 del 2003 al Ministero della salute e trasferite all'AIFA ai sensi dell'articolo 48 del decreto-legge 30 settembre 2003, n. 269, convertito, con modificazioni, dalla legge 24 novembre 2003, n. 326.

6. Entro 90 giorni dalla data di conversione in legge del presente decreto ciascuna delle regioni e delle province autonome di Trento e di Bolzano nomina un comitato etico competente per le sperimentazioni cliniche che si svolgono nei rispettivi territori. Tali comitati svolgono tutte le funzioni attribuite ai comitati etici dal decreto legislativo 24 giugno 2003, n. 211. Nelle regioni con più di un milione di abitanti il giudizio di cui all'articolo 6, comma 2, lettera f), del decreto legislativo n. 211 del 2003 può essere affidato a diversi comitati etici, istituiti nel numero massimo di un per milione di abitanti. A decorrere dal 1° marzo 2013 i comitati etici disciplinati dal presente comma subentrano ai comitati etici operanti in base alle previgenti disposizioni.

7. A decorrere dal 1° marzo 2013, la documentazione riguardante studi clinici sui medicinali disciplinati dal decreto legislativo 24 giugno 2003, n. 211, è gestita esclusivamente con modalità telematiche, attraverso i modelli standard dell'Osservatorio nazionale sulla sperimentazione clinica dell'AIFA.

Art. 13

Disposizioni in materia di medicinali omeopatici, anche veterinari e di sostanze ad azione ormonica

1. L'articolo 20 del decreto legislativo 24 aprile 2006, n. 219, e successive modificazioni, è sostituito dal seguente:

«Art. 20 (Disposizioni sui medicinali omeopatici presenti sul mercato italiano alla data del 6 giugno 1995; estensione della disciplina ai medicinali antroposofici). - 1. Per i medicinali omeopatici presenti sul mercato italiano alla data del 6 giugno 1995, resta fermo quanto previsto dalla normativa vigente alla data di entrata in vigore del presente decreto. Tali prodotti sono soggetti alla procedura semplificata di registrazione prevista agli articoli 16 e 17, anche quando non abbiano le caratteristiche di cui alle lettere a) e c) del comma 1 dell'articolo 16. In alternativa alla documentazione richiesta dal modulo 4 di cui all'allegato 1 al presente decreto, per i medicinali omeopatici di cui al presente comma, le aziende titolari possono presentare una dichiarazione auto certificativa sottoscritta dal legale rappresentante dell'azienda medesima, recante: a) elementi comprovanti la sicurezza del prodotto, avendo riguardo alla sua composizione, forma farmaceutica e via di somministrazione; b) i dati di vendita al consumo degli ultimi cinque anni; c) le eventuali segnalazioni di farmacovigilanza rese ai sensi

delle disposizioni di cui al titolo IX del presente decreto. Tale disposizione non si applica ai medicinali omeopatici di origine biologica o preparati per uso parenterale o preparati con concentrazione ponderale di ceppo omeopatico, per i quali resta confermato l'obbligo di ottemperare alle prescrizioni del modulo 4 di cui all'allegato 1 al presente decreto.

2. Anche a seguito dell'avvenuta registrazione in forma semplificata, per i medicinali omeopatici non in possesso di tutti i requisiti previsti dal comma 1 dell'articolo 16 si applicano le disposizioni previste dal titolo IX del presente decreto. 3. I medicinali antroposofici descritti in una farmacopea ufficiale e preparati secondo un metodo omeopatico sono assimilabili, agli

effetti del presente decreto, ai medicinali omeopatici.».

2. Ai fini della procedura di cui al terzo periodo del comma 1 dell'articolo 20, del decreto legislativo 24 aprile 2006, n. 219, come modificato dal comma 1 del presente articolo, è dovuta una tariffa da versare all'AIFA determinata con decreto del Ministro della salute, oltre al diritto annuale previsto dall'articolo 4, comma 5, del decreto del Ministro della salute 29 marzo 2012, n. 53. Con lo stesso decreto sono aggiornate, con un incremento del 10 per cento, le tariffe vigenti stabilite dal Ministro della salute o dall'Agenzia italiana del farmaco in materia di medicinali e sono individuate, in misura che tiene conto delle affinità fra le prestazioni rese, le tariffe relative a prestazioni non ancora tariffate. Entro il mese di marzo di ogni anno, le tariffe sono aggiornate, con le stesse modalità, sulla base delle variazioni annuali dell'indice ISTAT del costo della vita riferite al mese di dicembre.

3. All'articolo 24 del decreto legislativo 6 aprile 2006, n. 193, e successive modificazioni, le parole: «31 dicembre 2011» sono sostituite dalle seguenti: «31 dicembre 2014».

4. All'articolo 15, comma 6, lettera d) del decreto legislativo 16 marzo 2006, n. 158, e successive modificazioni, le parole: «nel caso in cui siano

stati effettuati tali trattamenti la dichiarazione deve essere controfirmata, sul retro della stessa, al momento della prescrizione o dell'invio degli animali allo stabilimento di macellazione, dal medico veterinario che ha prescritto i predetti trattamenti;» sono soppresse.

**Capo IV
Norme finali**

Art. 14
Razionalizzazione di taluni enti sanitari

1. La società consortile «Consorzio anagrafi animali» di cui ai commi 4-bis e 4-ter dell'articolo 4 del decreto-legge 10 gennaio 2006, n. 2, convertito, con modificazioni, dalla legge 11 marzo 2006, n. 81, è soppressa e posta in liquidazione a decorrere dalla data di entrata in vigore della legge di conversione del presente decreto. Le funzioni già svolte dalla società consortile «Consorzio Anagrafi animali» sono trasferite, con decreto del Ministro delle politiche agricole alimentari e forestali, di concerto con i Ministri della salute e dell'economia e delle finanze, da adottarsi entro trenta giorni dalla data di entrata in vigore della legge di conversione del presente decreto, al Ministero delle politiche agricole alimentari e forestali e al Ministero della salute secondo le rispettive competenze. Alle predette funzioni i citati Ministeri provvedono

nell'ambito delle risorse umane, strumentali e finanziarie disponibili a legislazione vigente e comunque senza nuovi o maggiori oneri a carico della finanza pubblica. Gli stanziamenti di bilancio previsti, alla data di entrata in vigore del presente decreto, ai sensi dell'articolo 4, comma 4-ter, del decreto-legge 10 gennaio 2006, n. 2, convertito, con modificazioni, dalla legge 11 marzo 2006, n. 81, riaffluiscono al bilancio dell'Agenzia per le erogazioni in agricoltura (AGEA), anche mediante versamento in entrata del bilancio dello Stato e successiva riassegnazione alla spesa.

2. Al fine di limitare gli oneri per il Servizio sanitario nazionale per l'erogazione delle prestazioni in favore delle popolazioni immigrate, l'Istituto nazionale per la promozione della

salute delle popolazioni migranti ed il contrasto delle malattie della povertà (INMP) già costituito quale sperimentazione gestionale, è ente con personalità giuridica di diritto pubblico, dotato di autonomia organizzativa, amministrativa e contabile, vigilato dal Ministero della salute, con il compito di promuovere attività di assistenza, ricerca e formazione per la salute delle popolazioni migranti e di contrastare le malattie della povertà.

3. L'Istituto di cui al comma 2 è altresì centro di riferimento della rete nazionale per le problematiche di assistenza in campo sociosanitario legate alle popolazioni migranti e alla povertà, nonché' Centro nazionale per la mediazione transculturale in campo sanitario.

4. Sono organi dell'Istituto il Consiglio di indirizzo, il Direttore e il Collegio sindacale. Il Consiglio di indirizzo è composto da cinque membri, di cui due nominati dal Ministro della

salute e tre dai Presidenti delle regioni che partecipano alla rete di cui al comma 3 ed ha compiti di indirizzo strategico. Il Direttore è nominato dal Ministro della salute, rappresenta legalmente

l'Istituto ed esercita tutti i poteri di gestione. Il Collegio sindacale è costituito da tre membri, due nominati dal Ministro della salute, di cui uno designato dalla Conferenza delle regioni e

delle province autonome, nonché' uno dal Ministro dell'economia e delle finanze, con compiti di controllo interno. Con decreto del Ministro della salute, adottato di concerto con il Ministro per la pubblica amministrazione e la semplificazione e con il Ministro dell'economia e delle finanze, sentita la Conferenza permanente per i rapporti tra lo Stato, le Regioni e le Province autonome di Trento e di Bolzano, viene disciplinato il funzionamento e l'organizzazione dell'Istituto.

5. All'articolo 17, comma 9, del decreto-legge 6 luglio 2011, n.98, convertito, con modificazioni, dalla legge 15 luglio 2011, n. 111, il secondo periodo è sostituito dal seguente: «Per il finanziamento delle attività si provvede annualmente nell'ambito di un apposito progetto interregionale, approvato dalla Conferenza permanente per i rapporti tra lo Stato, le regioni e le province autonome di Trento e di Bolzano, su proposta del Ministro della salute, di concerto con il Ministro dell'economia e delle finanze, per la cui realizzazione, sulle risorse finalizzate all' attuazione dell'articolo 1, comma 34, della legge 23 dicembre 1996, n. 662, e

successive modificazioni, è vincolato l'importo pari a 5 milioni di euro per l'anno 2012 e 10 milioni di euro annui a decorrere dall'anno 2013.».

6. Per il finanziamento dell'Istituto nazionale per la promozione della salute delle popolazioni migranti ed il contrasto delle malattie della povertà (INMP), di cui al comma 2, si provvede

nell'ambito dello stanziamento di cui al comma 5, di euro 5 milioni nell'anno 2012 e di euro 10 milioni a decorrere dall'anno 2013, nonché' mediante i rimborsi delle prestazioni erogate a carico del Servizio sanitario nazionale e la partecipazione a progetti anche di ricerca nazionali ed internazionali.

7. Alla data di entrata in vigore del decreto di cui al comma 4 sono abrogati i commi 7 e 8 dell'articolo 17 del decreto-legge 6 luglio 2011, n. 98, convertito, con modificazioni, dalla legge 15 luglio 2011, n. 111.

8. Per il periodo 1° gennaio 2003-21 giugno 2007 la misura del contributo obbligatorio alla Fondazione ONAOSI, a carico dei sanitari dipendenti pubblici, iscritti ai rispettivi ordini professionali italiani dei farmacisti, dei medici chirurghi e odontoiatri e dei veterinari, è determinata forfettariamente per ogni contribuente in 12 euro mensili per gli ultimi 5

mesi del 2003 e per l'anno 2004, in 10 euro mensili per gli anni 2005 e 2006, nonché' in 11 per il 2007.

Per il periodo 1° gennaio 2003-1° gennaio 2007 la misura del contributo a carico dei sanitari individuati quali nuovi obbligati dalla lettera e), primo comma dell'articolo 2, della legge 7 luglio 1901, n. 306, e successive modificazioni, è anch'essa forfettariamente determinata negli identici importi di cui al presente comma.

9. Le somme versate alla Fondazione ONAOSI dai soggetti di cui al comma 8 per il periodo 1° gennaio 2003-21 giugno 2007 sono trattenute dalla Fondazione a titolo di acconto dei contributi da versare. Con delibera della Fondazione è stabilita la procedura, le modalità e le scadenze per l'eventuale conguaglio o rimborso. Dalla data di entrata in vigore del presente decreto sono estinti ogni azione o processo relativo alla determinazione, pagamento, riscossione o ripetizione dei contributi di cui al primo periodo. La Fondazione ONAOSI è comunque autorizzata a non avviare le procedure per la riscossione coattiva per crediti di importo inferiore a 600 euro. Per gli anni successivi al 2007 resta confermato, per la determinazione dei contributi dovuti alla Fondazione, quanto disposto dal decreto-legge 1° ottobre 2007, n. 159, convertito, con modificazioni, dalla legge 29 novembre 2007, n. 222. I commi 1 e 2 dell'articolo 14 del decreto legislativo 16 ottobre 2003, n. 288, sono sostituiti dai seguenti:

«1. La domanda di riconoscimento è presentata dalla struttura interessata alla regione competente per territorio, unitamente alla documentazione comprovante la titolarità dei requisiti di cui all'articolo individuata con decreto del Ministro della salute, sentita la Conferenza permanente per i rapporti tra lo Stato, le regioni e le province autonome di Trento e Bolzano. La regione inoltra la domanda, nella quale va precisata la sede effettiva di attività della struttura e la disciplina per la quale si richiede il riconoscimento, al Ministero

della salute, evidenziando la coerenza del riconoscimento con la propria programmazione sanitaria. 2. Il Ministro della salute nomina una commissione di valutazione formata da almeno due esperti nella disciplina oggetto della richiesta di riconoscimento, che svolgono l'incarico a titolo gratuito. Entro trenta giorni dalla nomina, la commissione esprime il proprio parere motivato sulla sussistenza dei requisiti di cui all'articolo 13, comma 3, sulla completezza della

documentazione allegata alla domanda e su quella eventualmente acquisita dalla struttura interessata. La commissione può trarre argomenti di convinzione dai necessari sopralluoghi. Entro dieci giorni dal ricevimento del parere, il Ministro della salute trasmette gli atti alla Conferenza permanente per i rapporti tra lo Stato, le regioni e le province autonome di Trento e di Bolzano, che deve esprimersi sulla domanda di riconoscimento entro quarantacinque giorni dal ricevimento.». Al comma 3, le parole: «d'intesa» sono sostituite dalle seguenti: «previa intesa».

11. I commi 1 e 2 dell'articolo 15 del decreto legislativo 16 ottobre 2003, n. 288, sono così sostituiti: «1. Le Fondazioni IRCCS, gli Istituti non trasformati e quelli privati inviano ogni due anni al Ministero della salute i dati aggiornati circa il possesso dei requisiti di cui all'articolo 13, nonché' la documentazione necessaria ai fini della conferma, altresì indicata dal decreto di cui al comma 1 dell'articolo 14. 2. Il Ministero della salute, nell'esercizio delle funzioni di vigilanza di cui all'articolo 1, comma 2, può verificare in ogni momento la sussistenza delle condizioni per il riconoscimento delle Fondazioni IRCCS, degli Istituti non trasformati e di quelli privati. Nel caso di sopravvenuta carenza di tali condizioni, il Ministero informa la regione territorialmente competente ed assegna all'ente un termine non superiore a sei mesi entro il quale reintegrare il possesso dei prescritti requisiti. Il Ministro della salute e la regione competente possono immediatamente sostituire i propri designati all'interno dei consigli di amministrazione, nonché' sospendere cautelativamente l'accesso al finanziamento degli enti interessati. Alla scadenza di tale termine, sulla base dell'esito della verifica, il Ministro della salute, d'intesa con il Presidente della regione interessata, conferma o revoca il riconoscimento.».

12. Con decreto del Ministro della salute, sentito il Ministro dell'istruzione, dell'università e della ricerca, nonché' la Conferenza permanente per i rapporti tra lo Stato, le regioni e le province autonome di Trento e di Bolzano, da adottarsi entro il 31 dicembre 2012, sono stabiliti i criteri di classificazione degli istituti di ricovero e cura a carattere scientifico non trasformati,

delle Fondazioni IRCCS e degli altri IRCCS di diritto privato sulla base di indicatori quali-quantitativi di carattere scientifico di comprovato valore internazionale, anche ai fini del loro inserimento nella rete di attività di ricerca; con il medesimo decreto, al fine di garantire la visione unitaria delle attività di ricerca scientifica nel campo sanitario dei predetti soggetti, sono individuate le modalità attraverso cui realizzare l'attività di ricerca scientifica in materia sanitaria a livello internazionale.

Art. 15

Trasferimento delle funzioni di assistenza al personale navigante e altre norme sulle prestazioni rese dal Ministero

1. I commi 89, 90, 91 e 92 dell'articolo 4 della legge 12 novembre 2011, n. 183, sono sostituiti dai seguenti:

«89. Le funzioni relative all'assistenza sanitaria al personale navigante marittimo e dell'aviazione civile, di cui al decreto del Presidente della Repubblica 31 luglio 1980, n. 620, ivi comprese le funzioni in materia di pronto soccorso aeroportuale di competenza del Ministero della salute, sono conferite alle regioni, ad esclusione di quelle relative alla certificazione delle competenze in materia di primo soccorso sanitario e di assistenza medica a bordo di navi mercantili, di formazione e aggiornamento di pronto soccorso sanitario del personale di volo, alle visite effettuate dagli Istituti medico-legali dell'Aeronautica militare, alle visite di idoneità presso gli Uffici di sanità marittima, aerea e di frontiera (USMAF) per la prima iscrizione nelle matricole della gente di mare. Restano ferme tutte le tipologie di prestazioni di competenza dei predetti Istituti medico-legali dell'Aeronautica militare.

90. Con uno o più decreti del Presidente del Consiglio dei Ministri, su proposta del Ministro della salute, di concerto con i Ministri dell'economia e delle finanze, per la pubblica amministrazione e la semplificazione, dell'infrastrutture e dei trasporti, d'intesa con la Conferenza permanente per i rapporti tra lo Stato, le regioni e le province autonome di Trento e di Bolzano, da adottare entro il 31 marzo 2013, sono individuati, ai fini del trasferimento al Servizio sanitario nazionale, i beni, le risorse finanziarie e strumentali, le risorse umane di cui ai commi 91 e 92, i relativi criteri e modalità del trasferimento e riparto tra le regioni, i livelli delle prestazioni da assicurare al personale navigante, nonché', di concerto anche con il Ministro della difesa, le modalità dei rimborsi delle prestazioni rese dagli Istituti medico-legali dell'Aeronautica militare. La decorrenza dell'esercizio delle funzioni conferite è contestuale all'effettivo trasferimento delle risorse, finanziare, umane e strumentali. Con la medesima decorrenza è abrogato il decreto del Presidente della Repubblica 31 luglio 1980, n. 620, fatto salvo l'articolo 2 concernente l'individuazione dei beneficiari dell'assistenza.

Ferma restando l'autonomia normativa e organizzativa degli enti riceventi, il personale di ruolo in servizio presso i Servizi di assistenza sanitaria al personale navigante (S.A.S.N.) di Napoli e Genova, e relative articolazioni territoriali, è trasferito, nell'ambito del territorio provinciale, assicurando il riconoscimento del servizio prestato ed applicando il trattamento economico, compreso quello accessorio, previsto nei contratti collettivi vigenti per il personale degli enti del Servizio sanitario nazionale, secondo tabelle di corrispondenza da definirsi con i decreti di cui al comma 90. Qualora le voci fisse e continuative del trattamento economico fondamentale e accessorio in godimento alla data di trasferimento risultino maggiori di quelle spettanti nella nuova posizione di inquadramento, la relativa differenza è conservata dagli interessati come assegno ad personam riassorbibile con i successivi miglioramenti economici a qualsiasi titolo conseguiti. All'esito del trasferimento le dotazioni organiche del Ministero della salute sono

corrispondentemente ridotte, tenendo conto delle funzioni che lo Stato continua ad esercitare in materia.

92. I rapporti con il personale ambulatoriale infermieristico, tecnico e della riabilitazione sono disciplinati ad esaurimento da accordi collettivi

nazionali di durata triennale stipulati dalla Struttura interregionale sanitari convenzionati (SISAC). Negli accordi collettivi della medicina specialistica ambulatoriale del Servizio sanitario nazionale è ricompreso il personale ambulatoriale medico e delle altre professionalità sanitarie. Il già menzionato personale mantiene i rapporti convenzionali in essere. I rapporti con i medici fiduciari titolari di incarico nell'ambito della convenzione di medicina generale rimangono disciplinati dalla relativa convenzione, salva la possibilità, per gli assistiti di cui al comma 89, di optare, entro il primo anno, per uno dei predetti medici anche oltre il massimale previsto, fino al 20 per cento dello stesso, salvo

riassorbimento. Ai medici fiduciari non titolari di altro rapporto convenzionale con il Servizio sanitario nazionale, le regioni assicurano un incarico nell'ambito della medicina dei servizi per un monte orario non inferiore all'ammontare dei compensi percepiti nell'anno 2011.

92-bis. Con accordi sanciti dalla Conferenza permanente per i rapporti tra lo Stato, le regioni e le province autonome di Trento e di Bolzano, ai sensi dell'articolo 4 del decreto legislativo 28

agosto 1997, n. 281, su proposta del Ministro della salute e del Ministro delle infrastrutture e dei trasporti, è assicurato l'esercizio coordinato delle funzioni conferite a salvaguardia del diritto del personale navigante ad usufruire dei livelli garantiti delle prestazioni sanitarie in tutto il territorio nazionale e all'estero.

92-ter. A decorrere dall'effettivo trasferimento delle risorse, al personale navigante marittimo e dell'aviazione civile si applicano le vigenti disposizioni sull'assistenza sanitaria in ambito internazionale e dell'Unione europea, nello spazio economico europeo e in Svizzera, nonché' gli accordi di sicurezza sociale in vigore con i Paesi non aderenti all'Unione europea, fatto salvo quanto previsto per le prestazioni medico legali dai decreti di cui al comma 90.

92-quater. Con uno o più decreti del Ministro dell'economia e 30 delle finanze, sono assegnate al Servizio sanitario nazionale le risorse finanziarie, relative alle funzioni trasferite ai sensi dei commi 89 e 93, iscritte nello stato di previsione della spesa del Ministero della salute.».

2. Sono prestazioni a titolo oneroso rese dal Ministero della salute a richiesta ed utilità dei soggetti interessati, le attività di vigilanza e controllo sull'importazione ed esportazione del sangue umano e dei suoi prodotti, per uso terapeutico, profilattico e diagnostico, nonché' le attività:

a) per il rilascio del nulla osta per importazioni di prodotti di origine animale destinati alla commercializzazione, a seguito dei controlli sanitari effettuati ai sensi degli articoli 56 e 57 del

decreto del Presidente della Repubblica 8 febbraio 1954, n. 320;

b) per il rilascio del documento veterinario di entrata per importazioni di prodotti di origine animale non destinati alla commercializzazione di cui

all'articolo 16, comma 1, lettera e), del
decreto legislativo 25 febbraio 2000, n. 80, e di prodotti di origine non animale;

c) per il rilascio del documento veterinario di entrata per importazioni di prodotti di origine animale destinati a studi particolari o ad analisi di cui all'articolo 16, comma 1, lettera f), del decreto legislativo 25 febbraio 2000, n. 80, ad eccezione di quelli destinati a laboratori pubblici e ad altre strutture pubbliche di ricerca che sono esclusi dal pagamento della tariffa;

d) per le attività di cui all'articolo 1 paragrafi 1, 2 e 6 della decisione della Commissione 2000/571/CE dell'8 settembre 2000.

3. Alle prestazioni di cui al comma 2 si applicano tariffe da rideterminarsi con decreto del Ministro della salute, al fine di coprire le spese sostenute dal relativo Ministero, computate con il criterio del costo orario medio delle prestazioni professionali rese dal personale coinvolto, calcolato sulla base della retribuzione annua lorda di ciascun dipendente diviso il numero di ore lavorative annue, comprensivo degli oneri a carico dell'amministrazione.

Art. 16
Entrata in vigore
1. Il presente decreto entra in vigore il giorno successivo a quello della sua pubblicazione nella Gazzetta Ufficiale della Repubblica italiana e sarà presentato alle Camere per la conversione
in legge.

Il presente decreto, munito del sigillo dello Stato, sarà inserito nella Raccolta ufficiale degli atti normativi della Repubblica italiana. È fatto obbligo a chiunque spetti di osservarlo e di farlo osservare.

LEGGE 8 MARZO 2017, N. 24
(C.D. LEGGE GELLI – BIANCO)

Disposizioni in materia di sicurezza delle cure e della persona assistita, nonché in materia di responsabilità professionale degli esercenti le professioni sanitarie. (17G00041)
(GU n.64 del 17-3-2017)
Vigente al: 1-4-2017

La Camera dei deputati ed il Senato della Repubblica hanno approvato;

IL PRESIDENTE DELLA REPUBBLICA
Promulga
la seguente legge:

Art. 1
Sicurezza delle cure in sanità

1. La sicurezza delle cure è parte costitutiva del diritto alla salute ed è perseguita nell'interesse dell'individuo e della collettività.
2. La sicurezza delle cure si realizza anche mediante l'insieme di tutte le attività finalizzate alla prevenzione e alla gestione del rischio connesso all'erogazione di prestazioni sanitarie e l'utilizzo appropriato delle risorse strutturali, tecnologiche e organizzative.
3. Alle attività di prevenzione del rischio messe in atto dalle strutture sanitarie e sociosanitarie, pubbliche e private, è tenuto a concorrere tutto il personale, compresi i liberi professionisti che
vi operano in regime di convenzione con il Servizio sanitario nazionale.

Art. 2
Attribuzione della funzione di garante per il diritto alla salute al Difensore civico regionale o provinciale e istituzione dei Centri regionali per la gestione del rischio sanitario e la sicurezza del paziente.

1. Le regioni e le province autonome di Trento e di Bolzano possono affidare all'ufficio del Difensore civico la funzione di garante per il diritto alla salute e disciplinarne la struttura organizzativa e il supporto tecnico.
2. Il Difensore civico, nella sua funzione di garante per il diritto alla salute, puo' essere adito gratuitamente da ciascun soggetto destinatario di prestazioni sanitarie, direttamente o mediante un proprio delegato, per la segnalazione di disfunzioni del sistema dell'assistenza sanitaria e sociosanitaria.
3. Il Difensore civico acquisisce, anche digitalmente, gli atti relativi alla segnalazione pervenuta e, qualora abbia verificato la fondatezza della segnalazione, interviene a tutela del diritto leso con i poteri e le modalità stabiliti dalla legislazione regionale.
4. In ogni regione è istituito, con le risorse umane, strumentali e finanziarie disponibili a legislazione vigente e comunque senza nuovi o maggiori oneri a carico della finanza pubblica, il Centro per la gestione del rischio sanitario e la sicurezza del paziente, che raccoglie dalle strutture sanitarie e sociosanitarie pubbliche e private i dati regionali sui rischi ed eventi avversi e sul contenzioso e li trasmette annualmente, mediante procedura telematica unificata a livello nazionale, all'Osservatorio nazionale delle buone pratiche sulla sicurezza nella sanità, di cui all'articolo 3.
5. All'articolo 1, comma 539, della legge 28 dicembre 2015, n. 208, è aggiunta, in fine, la seguente lettera:
«d-bis) predisposizione di una relazione annuale consuntiva sugli eventi avversi verificatisi all'interno della struttura, sulle cause che hanno prodotto l'evento avverso e sulle conseguenti iniziative messe in atto. Detta relazione è pubblicata nel sito internet della struttura sanitaria».

Art. 3
Osservatorio nazionale delle buone pratiche sulla sicurezza nella sanità

1. Entro tre mesi dalla data di entrata in vigore della presente legge, con decreto del Ministro della salute, previa intesa in sede di Conferenza permanente per i rapporti tra lo Stato, le regioni e le province autonome di Trento e di Bolzano, è istituito, senza nuovi o maggiori oneri per la finanza pubblica, presso l'Agenzia nazionale per i servizi sanitari regionali

(AGENAS), l'Osservatorio nazionale delle buone pratiche sulla sicurezza nella sanità, di seguito denominato «Osservatorio».

2. L'Osservatorio acquisisce dai Centri per la gestione del rischio sanitario e la sicurezza del paziente, di cui all'articolo 2, i dati regionali relativi ai rischi ed eventi avversi nonché' alle cause, all'entità, alla frequenza e all'onere finanziario del contenzioso e, anche mediante la predisposizione, con l'ausilio delle società scientifiche e delle associazioni tecnico-scientifiche delle professioni sanitarie di cui all'articolo 5, di linee di indirizzo, individua idonee misure per la prevenzione e la gestione del rischio sanitario e il monitoraggio delle buone pratiche per la sicurezza delle cure nonché' per la formazione e l'aggiornamento del personale esercente le professioni sanitarie.

3. Il Ministro della salute trasmette annualmente alle Camere una relazione sull'attività svolta dall'Osservatorio.

4. L'Osservatorio, nell'esercizio delle sue funzioni, si avvale anche del Sistema informativo per il monitoraggio degli errori in sanità (SIMES), istituito con decreto del Ministro del lavoro, della salute e delle politiche sociali 11 dicembre 2009, pubblicato nella Gazzetta Ufficiale n. 8 del 12 gennaio 2010.

Art. 4
Trasparenza dei dati

1. Le prestazioni sanitarie erogate dalle strutture pubbliche e private sono soggette all'obbligo di trasparenza, nel rispetto del codice in materia di protezione dei dati personali, di cui al decreto legislativo 30 giugno 2003, n. 196.

2. La direzione sanitaria della struttura pubblica o privata, entro sette giorni dalla presentazione della richiesta da parte degli interessati aventi diritto, in conformità alla disciplina sull'accesso ai documenti amministrativi e a quanto previsto dal codice in materia di protezione dei dati personali, di cui al decreto legislativo 30 giugno 2003, n. 196, fornisce la documentazione sanitaria disponibile relativa al paziente, preferibilmente in formato elettronico; le eventuali integrazioni sono fornite, in ogni caso, entro il termine massimo di trenta giorni dalla presentazione della suddetta richiesta. Entro novanta giorni dalla data di entrata in vigore della presente legge, le strutture sanitarie pubbliche e private adeguano i regolamenti interni adottati in attuazione della legge 7 agosto 1990, n. 241, alle disposizioni del presente comma.

3. Le strutture sanitarie pubbliche e private rendono disponibili, mediante pubblicazione nel proprio sito internet, i dati relativi a tutti i risarcimenti erogati nell'ultimo quinquennio, verificati nell'ambito dell'esercizio della funzione di monitoraggio, prevenzione e gestione del

rischio sanitario (risk management) di cui all'articolo 1, comma 539, della legge 28 dicembre 2015, n. 208, come modificato dagli articoli 2 e 16 della presente legge.

4. All'articolo 37 del regolamento di polizia mortuaria, di cui al decreto del Presidente della Repubblica 10 settembre 1990, n. 285, dopo il comma 2 è inserito il seguente:

«2-bis. I familiari o gli altri aventi titolo del deceduto possono concordare con il direttore sanitario o sociosanitario l'esecuzione del riscontro diagnostico, sia nel caso di decesso ospedaliero che in altro luogo, e possono disporre la presenza di un medico di loro fiducia».

Art. 5
Buone pratiche clinico-assistenziali e raccomandazioni previste dalle linee guida

1. Gli esercenti le professioni sanitarie, nell'esecuzione delle prestazioni sanitarie con finalità preventive, diagnostiche, terapeutiche, palliative, riabilitative e di medicina legale, si attengono, salve le specificità del caso concreto, alle raccomandazioni previste dalle linee guida pubblicate ai sensi del comma 3 ed elaborate da enti e istituzioni pubblici e privati nonché dalle società scientifiche e dalle associazioni tecnico-scientifiche delle professioni sanitarie iscritte in apposito elenco istituito e regolamentato con decreto del Ministro della salute, da emanare entro novanta giorni dalla data di entrata in vigore della presente legge, e da aggiornare con cadenza biennale. In mancanza delle suddette raccomandazioni, gli esercenti le professioni sanitarie si attengono alle buone pratiche clinico-assistenziali.

2. Nel regolamentare l'iscrizione in apposito elenco delle società scientifiche e delle associazioni tecnico-scientifiche di cui al comma 1, il decreto del Ministro della salute stabilisce:

a) i requisiti minimi di rappresentatività sul territorio nazionale;

b) la costituzione mediante atto pubblico e le garanzie da prevedere nello statuto in riferimento al libero accesso dei professionisti aventi titolo e alla loro partecipazione alle decisioni, all'autonomia e all'indipendenza, all'assenza di scopo di lucro, alla pubblicazione nel sito istituzionale dei bilanci preventivi, dei consuntivi e degli incarichi retribuiti, alla dichiarazione e regolazione dei conflitti di interesse e all'individuazione di sistemi di verifica e controllo della qualità della produzione tecnico-scientifica;

c) le procedure di iscrizione all'elenco nonché le verifiche sul mantenimento dei requisiti e le modalità di sospensione o cancellazione dallo stesso.

3. Le linee guida e gli aggiornamenti delle stesse elaborati dai soggetti di cui al comma 1 sono integrati nel Sistema nazionale per le linee guida

(SNLG), il quale è disciplinato nei compiti e nelle funzioni con decreto del Ministro della salute, da emanare, previa intesa in sede di Conferenza permanente per i rapporti tra lo Stato, le regioni e le province autonome di Trento di Bolzano, con la procedura di cui all'articolo 1, comma 28, secondo periodo, della legge 23 dicembre 1996, n. 662, e successive modificazioni, entro centoventi giorni dalla data di entrata in vigore della presente legge. L'Istituto superiore di sanità pubblica nel proprio sito internet le linee guida e gli aggiornamenti delle stesse indicati dal SNLG, previa verifica della conformità della metodologia adottata a standard definiti e resi pubblici dallo stesso Istituto, nonché' della rilevanza delle evidenze scientifiche dichiarate a supporto delle raccomandazioni.

4. Le attività di cui al comma 3 sono svolte nell'ambito delle risorse umane, finanziarie e strumentali già disponibili a legislazione vigente e comunque senza nuovi o maggiori oneri per la finanza pubblica.

Art. 6
Responsabilità penale dell'esercente la professione sanitaria

1. Dopo l'articolo 590-quinquies del codice penale e' inserito il seguente:
«Art. 590-sexies (Responsabilità colposa per morte o lesioni personali in ambito sanitario). - Se i fatti di cui agli articoli 589 e 590 sono commessi nell'esercizio della professione sanitaria, si applicano le pene ivi previste salvo quanto disposto dal secondo comma.

Qualora l'evento si sia verificato a causa di imperizia, la punibilità e' esclusa quando sono rispettate le raccomandazioni previste dalle linee guida come definite e pubblicate ai sensi di

legge ovvero, in mancanza di queste, le buone pratiche clinico-assistenziali, sempre che le raccomandazioni previste dalle predette linee guida risultino adeguate alle specificità del caso

concreto».

2. All'articolo 3 del decreto-legge 13 settembre 2012, n. 158, convertito, con modificazioni, dalla legge 8 novembre 2012, n. 189, il comma 1 è abrogato.

Art. 7
Responsabilità civile della struttura e dell'esercente la professione sanitaria

1. La struttura sanitaria o sociosanitaria pubblica o privata che, nell'adempimento della propria obbligazione, si avvalga dell'opera di esercenti la professione sanitaria, anche se scelti dal paziente e ancorché' non dipendenti della struttura stessa, risponde, ai sensi degli articoli 1218 e 1228 del codice civile, delle loro condotte dolose o colpose.

2. La disposizione di cui al comma 1 si applica anche alle prestazioni sanitarie svolte in regime di libera professione intramuraria ovvero nell'ambito di attività di sperimentazione e di
ricerca clinica ovvero in regime di convenzione con il Servizio sanitario nazionale nonché' attraverso la telemedicina.

3. L'esercente la professione sanitaria di cui ai commi 1 e 2 risponde del proprio operato ai sensi dell'articolo 2043 del Codice civile, salvo che abbia agito nell'adempimento di obbligazione contrattuale assunta con il paziente. Il giudice, nella determinazione del risarcimento del danno, tiene conto della condotta dell'esercente la professione sanitaria ai sensi dell'articolo 5 della presente legge e dell'articolo 590-sexies del Codice penale, introdotto dall'articolo 6 della presente legge.

4. Il danno conseguente all'attività della struttura sanitaria o sociosanitaria, pubblica o privata, e dell'esercente la professione sanitaria e' risarcito sulla base delle tabelle di cui agli articoli
138 e 139 del codice delle assicurazioni private, di cui al decreto legislativo 7 settembre 2005, n. 209, integrate, ove necessario, con la procedura di cui al comma 1 del predetto articolo 138 e sulla base dei criteri di cui ai citati articoli, per tener conto delle fattispecie da esse non previste, afferenti alle attività di cui al presente articolo.

5. Le disposizioni del presente articolo costituiscono norme imperative ai sensi del Codice civile.

Art. 8
Tentativo obbligatorio di conciliazione

1. Chi intende esercitare un'azione innanzi al giudice civile relativa a una controversia di risarcimento del danno derivante da responsabilità sanitaria è tenuto preliminarmente a proporre ricorso ai sensi dell'articolo 696-bis del Codice di procedura civile dinanzi al giudice competente.

2. La presentazione del ricorso di cui al comma 1 costituisce condizione di procedibilità della domanda di risarcimento. È fatta salva la possibilità di esperire in alternativa il procedimento di mediazione ai sensi dell'articolo 5, comma 1-bis, del decreto legislativo 4 marzo 2010, n. 28. In tali casi non trova invece applicazione l'articolo 3 del decreto-legge 12 settembre 2014, n. 132, convertito, con modificazioni, dalla legge 10 novembre 2014, n. 162. L'improcedibilità deve essere eccepita dal convenuto, a pena di decadenza, o rilevata d'ufficio dal giudice, non oltre la prima udienza. Il giudice, ove rilevi che il procedimento di cui all'articolo 696-bis del codice di procedura civile non è stato espletato ovvero che è iniziato ma non si è concluso, assegna alle parti il termine di quindici giorni per la presentazione dinanzi a sé dell'istanza di consulenza tecnica in via preventiva ovvero di completamento del procedimento.

3. Ove la conciliazione non riesca o il procedimento non si concluda entro il termine perentorio di sei mesi dal deposito del ricorso, la domanda diviene procedibile e gli effetti della domanda

sono salvi se, entro novanta giorni dal deposito della relazione o dalla scadenza del termine perentorio, è depositato, presso il giudice che ha trattato il procedimento di cui al comma 1, il ricorso di cui all'articolo 702-bis del codice di procedura civile. In tal caso il giudice fissa l'udienza di comparizione delle parti; si applicano gli articoli 702-bis e seguenti del Codice di procedura civile.

4. La partecipazione al procedimento di consulenza tecnica preventiva di cui al presente articolo, effettuato secondo il disposto dell'articolo 15 della presente legge, è obbligatoria per

tutte le parti, comprese le imprese di assicurazione di cui all'articolo 10, che hanno l'obbligo di formulare l'offerta di risarcimento del danno ovvero comunicare i motivi per cui ritengono

di non formularla. In caso di sentenza a favore del danneggiato, quando l'impresa di assicurazione non ha formulato l'offerta di risarcimento nell'ambito del procedimento di consulenza tecnica preventiva di cui ai commi precedenti, il giudice trasmette copia della sentenza all'Istituto per la vigilanza sulle assicurazioni (IVASS) per gli adempimenti di propria competenza. In caso di mancata partecipazione, il giudice, con il provvedimento che definisce il giudizio, condanna le parti che non hanno partecipato al pagamento delle spese di consulenza e di lite, indipendentemente dall'esito del giudizio, oltre che ad una pena pecuniaria, determinata equitativamente, in favore della parte che è comparsa alla conciliazione.

Art. 9
Azione di rivalsa o di responsabilità amministrativa

1. L'azione di rivalsa nei confronti dell'esercente la professione sanitaria può essere esercitata solo in caso di dolo o colpa grave.

2. Se l'esercente la professione sanitaria non è stato parte del giudizio o della procedura stragiudiziale di risarcimento del danno, l'azione di rivalsa nei suoi confronti può essere esercitata soltanto successivamente al risarcimento avvenuto sulla base di titolo giudiziale o stragiudiziale ed è esercitata, a pena di decadenza, entro un anno dall'avvenuto pagamento.

3. La decisione pronunciata nel giudizio promosso contro la struttura sanitaria o sociosanitaria o contro l'impresa di assicurazione non fa stato nel giudizio di rivalsa se l'esercente la professione sanitaria non è stato parte del giudizio.

4. In nessun caso la transazione è opponibile all'esercente la professione sanitaria nel giudizio di rivalsa.

5. In caso di accoglimento della domanda di risarcimento proposta dal danneggiato nei confronti della struttura sanitaria o sociosanitaria pubblica, ai sensi dei commi 1 e 2 dell'articolo 7, o dell'esercente la professione sanitaria, ai sensi del comma 3 del medesimo articolo 7, l'azione di responsabilità amministrativa, per dolo o colpa grave, nei confronti dell'esercente la professione sanitaria è esercitata dal pubblico ministero presso la Corte dei conti. Ai fini della quantificazione del danno, fermo restando quanto previsto dall'articolo 1, comma 1-bis, della legge 14 gennaio 1994, n. 20, e dall'articolo 52, secondo comma, del testo unico di cui al

regio decreto 12 luglio 1934, n. 1214, si tiene conto delle situazioni di fatto di particolare difficoltà, anche di natura organizzativa, della struttura sanitaria o sociosanitaria pubblica, in cui l'esercente la professione sanitaria ha operato. L'importo della condanna per la responsabilità amministrativa e della surrogazione di cui all'articolo 1916, primo comma, del codice civile, per singolo evento, in caso di colpa grave, non può superare una somma pari al valore maggiore della retribuzione lorda o del corrispettivo convenzionale conseguiti nell'anno di inizio della condotta causa dell'evento o nell'anno immediatamente precedente o successivo, moltiplicato per il triplo. Per i tre anni successivi al passaggio in giudicato della decisione di accoglimento della domanda di risarcimento proposta dal danneggiato, l'esercente la professione sanitaria, nell'ambito delle strutture sanitarie o sociosanitarie pubbliche, non può essere preposto ad incarichi professionali superiori rispetto a quelli ricoperti e il giudicato costituisce oggetto di specifica valutazione da parte dei commissari nei pubblici concorsi per incarichi superiori.

6. In caso di accoglimento della domanda proposta dal danneggiato nei confronti della struttura sanitaria o sociosanitaria privata nei confronti dell'impresa di assicurazione titolare di polizza con la medesima struttura, la misura della rivalsa e quella della surrogazione richiesta dall'impresa di assicurazione, ai sensi dell'articolo 1916, primo comma, del codice civile, per singolo evento, in caso di colpa grave, non possono superare una somma pari al valore maggiore del reddito professionale, ivi compresa la retribuzione lorda, conseguito nell'anno di inizio della condotta causa dell'evento o nell'anno immediatamente precedente o successivo,

moltiplicato per il triplo. Il limite alla misura della rivalsa, di cui al periodo precedente, non si applica nei confronti degli esercenti la professione sanitaria di cui all'articolo 10, comma 2.

7. Nel giudizio di rivalsa e in quello di responsabilità amministrativa il giudice può desumere argomenti di prova dalle prove assunte nel giudizio instaurato dal danneggiato nei confronti

della struttura sanitaria o sociosanitaria o dell'impresa di assicurazione se l'esercente la professione sanitaria ne è stato parte.

LA SANITÀ ASSICURATA

Art. 10
Obbligo di assicurazione

1. Le strutture sanitarie e sociosanitarie pubbliche e private devono essere provviste di copertura assicurativa o di altre analoghe misure per la responsabilità civile verso terzi e per la responsabilità civile verso prestatori d'opera, ai sensi dell'articolo 27, comma 1-bis, del decreto-legge 24 giugno 2014, n. 90, convertito, con modificazioni, dalla legge 11 agosto 2014, n. 114, anche per danni cagionati dal personale a qualunque titolo operante presso le strutture sanitarie o sociosanitarie pubbliche e private, compresi coloro che svolgono attività di formazione, aggiornamento nonché' di sperimentazione e di ricerca clinica. La disposizione del primo periodo si applica anche alle prestazioni sanitarie svolte in regime di libera professione intramuraria ovvero in regime di convenzione con il Servizio sanitario nazionale nonché' attraverso la telemedicina. Le strutture di cui al primo periodo stipulano, altresì, polizze assicurative o adottano altre analoghe misure per la copertura della responsabilità civile verso terzi degli esercenti le professioni sanitarie anche ai sensi e per gli effetti delle disposizioni di cui al comma 3 dell'articolo 7, fermo restando quanto previsto dall'articolo 9. Le disposizioni di cui al periodo precedente non si applicano in relazione agli esercenti la professione sanitaria di cui al comma 2.

2. Per l'esercente la professione sanitaria che svolga la propria attività al di fuori di una delle strutture di cui al comma 1 del presente articolo o che presti la sua opera all'interno della stessa

in regime libero-professionale ovvero che si avvalga della stessa nell'adempimento della propria obbligazione contrattuale assunta con il paziente ai sensi dell'articolo 7, comma 3, resta fermo l'obbligo di cui all'articolo 3, comma 5, lettera e), del decreto-legge 13 agosto 2011, n. 138, convertito, con modificazioni, dalla legge 14 settembre 2011, n. 148, all'articolo 5 del regolamento di cui al decreto del Presidente della Repubblica 7 agosto 2012, n. 137, e all'articolo 3, comma 2, del decreto-legge 13 settembre 2012, n. 158, convertito, con modificazioni, dalla legge 8 novembre 2012, n. 189.

3. Al fine di garantire efficacia alle azioni di cui all'articolo 9 e all'articolo 12, comma 3, ciascun esercente la professione sanitaria operante a qualunque titolo in strutture sanitarie o sociosanitarie pubbliche o private provvede alla stipula, con oneri a proprio carico, di un'adeguata polizza di assicurazione per colpa grave.

4. Le strutture di cui al comma 1 rendono nota, mediante pubblicazione nel proprio sito internet, la denominazione dell'impresa che presta la copertura assicurativa della responsabilità civile verso i terzi e verso i prestatori d'opera di cui al comma 1, indicando per esteso i contratti, le

clausole assicurative ovvero le altre analoghe misure che determinano la copertura assicurativa.

5. Con decreto da emanare entro novanta giorni dalla data di entrata in vigore della presente legge, il Ministro dello sviluppo economico, di concerto con il Ministro della salute, definisce i criteri e le modalità per lo svolgimento delle funzioni di vigilanza e controllo esercitate dall'IVASS sulle imprese di assicurazione che intendano stipulare polizze con le strutture di cui al comma 1 e con gli esercenti la professione sanitaria.

6. Con decreto del Ministro dello sviluppo economico, da emanare entro centoventi giorni dalla data di entrata in vigore della presente legge, di concerto con il Ministro della salute e con il Ministro dell'economia e delle finanze, previa intesa in sede di Conferenza permanente per i rapporti tra lo Stato, le regioni e le province autonome di Trento e di Bolzano, sentiti l'IVASS, l'Associazione nazionale fra le imprese assicuratrici (ANIA), le Associazioni nazionali rappresentative delle strutture private che erogano prestazioni sanitarie e sociosanitarie, la Federazione nazionale degli ordini dei medici chirurghi e degli odontoiatri, le Federazioni nazionali degli ordini e dei collegi delle professioni sanitarie e le organizzazioni sindacali maggiormente rappresentative delle categorie professionali interessate, nonché' le associazioni di tutela dei cittadini e dei pazienti, sono determinati i requisiti minimi delle polizze assicurative per le strutture sanitarie e sociosanitarie pubbliche e private e per gli esercenti le professioni sanitarie, prevedendo l'individuazione di classi di rischio a cui far corrispondere massimali differenziati. Il medesimo decreto stabilisce i requisiti minimi di garanzia e le condizioni generali di operatività delle altre analoghe misure, anche di assunzione diretta del rischio, richiamate dal comma 1; disciplina altresì le regole per il trasferimento del rischio nel caso di subentro contrattuale di un'impresa di assicurazione nonché' la previsione nel bilancio delle strutture di un fondo rischi e di un fondo costituito dalla messa a riserva per competenza dei risarcimenti relativi ai sinistri denunciati. A tali fondi si applicano le disposizioni di cui all'articolo 1, commi 5 e 5-bis, del decreto-legge 18 gennaio 1993, n. 9, convertito, con modificazioni, dalla legge 18 marzo 1993, n. 67.

7. Con decreto del Ministro dello sviluppo economico da emanare, di concerto con il Ministro della salute e sentito l'IVASS, entro centoventi giorni dalla data di entrata in vigore della presente legge, sono individuati i dati relativi alle polizze di assicurazione stipulate ai sensi dei commi 1 e 2, e alle altre analoghe misure adottate ai sensi dei commi 1 e 6 e sono stabiliti, altresì, le modalità e i termini per la comunicazione di tali dati da parte delle strutture sanitarie e sociosanitarie pubbliche e private e degli esercenti le professioni sanitarie all'Osservatorio. Il medesimo decreto stabilisce le modalità e i termini per l'accesso a tali dati.

Art. 11
Estensione della garanzia assicurativa

1. La garanzia assicurativa deve prevedere una operatività temporale anche per gli eventi accaduti nei dieci anni antecedenti la conclusione del contratto assicurativo, purché' denunciati
all'impresa di assicurazione durante la vigenza temporale della polizza. In caso di cessazione definitiva dell'attività professionale per qualsiasi causa deve essere previsto un periodo di
ultrattività della copertura per le richieste di risarcimento presentate per la prima volta entro i dieci anni successivi e riferite a fatti generatori della responsabilità verificatisi nel periodo di efficacia della polizza, incluso il periodo di retroattività della copertura. L'ultrattività è estesa agli eredi e non è assoggettabile alla clausola di disdetta.

Art. 12
Azione diretta del soggetto danneggiato

1. Fatte salve le disposizioni dell'articolo 8, il soggetto danneggiato ha diritto di agire direttamente, entro i limiti delle somme per le quali è stato stipulato il contratto di assicurazione, nei confronti dell'impresa di assicurazione che presta la copertura assicurativa alle strutture sanitarie o sociosanitarie pubbliche o private di cui al comma 1 dell'articolo 10 e all'esercente la professione sanitaria di cui al comma 2 del medesimo articolo 10.

2. Non sono opponibili al danneggiato, per l'intero massimale di polizza, eccezioni derivanti dal contratto diverse da quelle stabilite dal decreto di cui all'articolo 10, comma 6, che definisce
i requisiti minimi delle polizze assicurative per le strutture sanitarie e sociosanitarie pubbliche e private e per gli esercenti le professioni sanitarie di cui all'articolo 10, comma 2.

3. L'impresa di assicurazione ha diritto di rivalsa verso l'assicurato nel rispetto dei requisiti minimi, non derogabili contrattualmente, stabiliti dal decreto di cui all'articolo 10, comma 6.

4. Nel giudizio promosso contro l'impresa di assicurazione della struttura sanitaria o sociosanitaria pubblica o privata a norma del comma 1 è litisconsorte necessario la struttura medesima; nel giudizio promosso contro l'impresa di assicurazione dell'esercente la professione sanitaria a norma del comma 1 è litisconsorte necessario l'esercente la professione sanitaria. L'impresa di assicurazione, l'esercente la professione sanitaria e il danneggiato hanno diritto di accesso alla documentazione della struttura relativa ai fatti dedotti in ogni fase della trattazione del sinistro.

5. L'azione diretta del danneggiato nei confronti dell'impresa di

assicurazione è soggetta al termine di prescrizione pari a quello dell'azione verso la struttura sanitaria o sociosanitaria pubblica o privata o l'esercente la professione sanitaria.

6. Le disposizioni del presente articolo si applicano a decorrere dalla data di entrata in vigore del decreto di cui al comma 6 dell'articolo 10 con il quale sono determinati i requisiti minimi

delle polizze assicurative per le strutture sanitarie e sociosanitarie e per gli esercenti le professioni sanitarie.

Art. 13
Obbligo di comunicazione all'esercente la professione sanitaria del giudizio basato sulla sua responsabilità

1. Le strutture sanitarie e sociosanitarie di cui all'articolo 7, comma 1, e le imprese di assicurazione che prestano la copertura assicurativa nei confronti dei soggetti di cui all'articolo 10, commi 1 e 2, comunicano all'esercente la professione sanitaria l'instaurazione del giudizio promosso nei loro confronti dal danneggiato, entro dieci giorni dalla ricezione della notifica

dell'atto introduttivo, mediante posta elettronica certificata o lettera raccomandata con avviso di ricevimento contenente copia dell'atto introduttivo del giudizio. Le strutture sanitarie e

sociosanitarie e le imprese di assicurazione entro dieci giorni comunicano all'esercente la professione sanitaria, mediante posta elettronica certificata o lettera raccomandata con avviso di ricevimento, l'avvio di trattative stragiudiziali con il danneggiato, con invito a prendervi parte. L'omissione, la tardività o l'incompletezza delle comunicazioni di cui al presente comma preclude l'ammissibilità delle azioni di rivalsa o di responsabilità amministrativa di cui all'articolo 9.

Art. 14
Fondo di garanzia per i danni derivanti da responsabilità sanitaria

1. È istituito, nello stato di previsione del Ministero della salute, il Fondo di garanzia per i danni derivanti da responsabilità sanitaria. Il Fondo di garanzia è alimentato dal versamento di un contributo annuale dovuto dalle imprese autorizzate all'esercizio delle assicurazioni per la responsabilità civile per i danni causati da responsabilità sanitaria. A tal fine il predetto contributo è versato all'entrata del bilancio dello Stato per essere riassegnato

al Fondo di garanzia. Il Ministero della salute con apposita convenzione affida alla Concessionaria servizi assicurativi pubblici (CONSAP) Spa la gestione delle risorse del Fondo di garanzia.

2. Con regolamento adottato con decreto del Ministro della salute, da

emanare entro centoventi giorni dalla data di entrata in vigore della presente legge, di concerto con il Ministro dello sviluppo economico e con il Ministro e dell'economia e delle finanze, sentite la Conferenza permanente per i rapporti tra lo Stato, le regioni e le province autonome di Trento e di Bolzano e le rappresentanze delle imprese di assicurazione, sono definiti:

a) la misura del contributo dovuto dalle imprese autorizzate all'esercizio delle assicurazioni per la responsabilità civile per i danni causati da responsabilità sanitaria;

b) le modalità di versamento del contributo di cui alla lettera a);

c) i principi cui dovrà uniformarsi la convenzione tra il Ministero della salute e la CONSAP Spa;

d) le modalità di intervento, il funzionamento e il regresso del Fondo di garanzia nei confronti del responsabile del sinistro.

3. Il Fondo di garanzia di cui al comma 1 concorre al risarcimento del danno nei limiti delle effettive disponibilità finanziarie.

4. La misura del contributo di cui al comma 2, lettera a), è aggiornata annualmente con apposito decreto del Ministro della salute, da adottare di concerto con il Ministro dello sviluppo economico e con il Ministro dell'economia e delle finanze, in relazione alle effettive esigenze della gestione del Fondo di garanzia.

5. Ai fini della rideterminazione del contributo di cui al comma 2, lettera a), la CONSAP Spa trasmette ogni anno al Ministero della salute e al Ministero dello sviluppo economico un rendiconto della gestione del Fondo di garanzia di cui al comma 1, riferito all'anno precedente, secondo le disposizioni stabilite dal regolamento di cui al comma 2.

6. Gli oneri per l'istruttoria e la gestione delle richieste di risarcimento sono posti a carico del Fondo di garanzia di cui al comma 1.

7. Il Fondo di garanzia di cui al comma 1 risarcisce i danni cagionati da responsabilità sanitaria nei seguenti casi:

a) qualora il danno sia di importo eccedente rispetto ai massimali previsti dai contratti di assicurazione stipulati dalla struttura sanitaria o sociosanitaria pubblica o privata ovvero dall'esercente la professione sanitaria ai sensi del decreto di cui all'articolo 10, comma 6;

b) qualora la struttura sanitaria o sociosanitaria pubblica o privata ovvero l'esercente la professione sanitaria risultino assicurati presso un'impresa che al momento del sinistro si trovi in stato di insolvenza o di liquidazione coatta amministrativa o vi venga posta successivamente;

c) qualora la struttura sanitaria o sociosanitaria pubblica o privata ovvero l'esercente la professione sanitaria siano sprovvisti di copertura assicurativa per recesso unilaterale dell'impresa assicuratrice ovvero per la sopravvenuta inesistenza o cancellazione dall'albo dell'impresa assicuratrice stessa.

8. Il decreto di cui all'articolo 10, comma 6, prevede che il massimale minimo sia rideterminato in relazione all'andamento del Fondo per le

ipotesi di cui alla lettera a) del comma 7 del presente articolo.

9. Le disposizioni di cui al presente articolo si applicano ai sinistri denunciati per la prima volta dopo la data di entrata in vigore della presente legge.

10. Il Ministro dell'economia e delle finanze è autorizzato ad apportare, con propri decreti, le occorrenti variazioni di bilancio.

Art. 15
Nomina dei consulenti tecnici d'ufficio e dei periti nei giudizi di responsabilità sanitaria

1. Nei procedimenti civili e nei procedimenti penali aventi ad oggetto la responsabilità sanitaria, l'autorità giudiziaria affida l'espletamento della consulenza tecnica e della perizia a un medico specializzato in medicina legale e a uno o più specialisti nella disciplina che abbiano specifica e pratica conoscenza di quanto oggetto del procedimento, avendo cura che i soggetti da nominare, scelti tra gli iscritti negli albi di cui ai commi 2 e 3, non siano in posizione di conflitto di interessi nello specifico procedimento o in altri connessi e che i consulenti tecnici d'ufficio da nominare nell'ambito del procedimento di cui all'articolo 8, comma 1, siano in possesso di adeguate e comprovate competenze nell'ambito della conciliazione acquisite anche mediante specifici percorsi formativi.

2. Negli albi dei consulenti di cui all'articolo 13 delle disposizioni per l'attuazione del Codice di procedura civile e disposizioni transitorie, di cui al regio decreto 18 dicembre 1941, n. 1368, e dei periti di cui all'articolo 67 delle norme di attuazione, di coordinamento e transitorie del codice di procedura penale, di cui al decreto legislativo 28 luglio 1989, n. 271, devono essere indicate e documentate le specializzazioni degli iscritti esperti in medicina. In sede di revisione degli albi e' indicata, relativamente a ciascuno degli esperti di cui al periodo precedente, l'esperienza professionale maturata, con particolare riferimento al numero e alla tipologia degli incarichi conferiti e di quelli revocati.

3. Gli albi dei consulenti di cui all'articolo 13 delle disposizioni per l'attuazione del codice di procedura civile e disposizioni transitorie, di cui al regio decreto 18 dicembre 1941, n. 1368, e gli albi dei periti di cui all'articolo 67 delle norme di attuazione, di coordinamento e transitorie del codice di procedura penale, di cui al decreto legislativo 28 luglio 1989, n. 271, devono essere aggiornati con cadenza almeno quinquennale, al fine di garantire, oltre a quella medico-legale, un'idonea e adeguata rappresentanza di esperti delle discipline specialistiche riferite a
tutte le professioni sanitarie, tra i quali scegliere per la nomina tenendo conto della disciplina interessata nel procedimento.

4. Nei casi di cui al comma 1, l'incarico è conferito al collegio e, nella determinazione del compenso globale, non si applica l'aumento del 40 per cento per ciascuno degli altri componenti del collegio previsto dall'articolo 53 del testo unico delle disposizioni legislative e regolamentari in materia di spese di giustizia, di cui al decreto del Presidente della Repubblica 30 maggio 2002, n. 115.

Art. 16
Modifiche alla legge 28 dicembre 2015, n. 208, in materia di responsabilità professionale del personale sanitario

1. All'articolo 1, comma 539, lettera a), della legge 28 dicembre 2015, n. 208, il secondo periodo è sostituito dal seguente: «I verbali e gli atti conseguenti all'attività di gestione del rischio clinico non possono essere acquisiti o utilizzati nell'ambito di procedimenti giudiziari».

2. All'articolo 1, comma 540, della legge 28 dicembre 2015, n. 208, le parole da: «ovvero» fino alla fine del comma sono sostituite dalle seguenti: «, in medicina legale ovvero da personale dipendente con adeguata formazione e comprovata esperienza almeno triennale nel settore».

Art. 17
Clausola di salvaguardia

1. Le disposizioni della presente legge sono applicabili nelle regioni a statuto speciale e nelle province autonome di Trento e di Bolzano compatibilmente con i rispettivi statuti e le relative norme di attuazione, anche con riferimento alla legge costituzionale 18 ottobre 2001, n. 3.

Art. 18
Clausola di invarianza finanziaria

1. Le amministrazioni interessate provvedono all'attuazione delle disposizioni di cui alla presente legge nell'ambito delle risorse umane, strumentali e finanziarie disponibili a legislazione vigente e comunque senza nuovi o maggiori oneri per la finanza pubblica.

La presente legge, munita del sigillo dello Stato, sarà inserita nella Raccolta ufficiale degli atti normativi della Repubblica italiana. È fatto obbligo a chiunque spetti di osservarla e di farla osservare come legge dello Stato.

DECRETO 2 AGOSTO 2017
(I DECRETO ATTUATIVO DELLA L. 24/17)

Elenco delle società scientifiche e delle associazioni tecnico-scientifiche delle professioni sanitarie. (17A05598)
(GU n.186 del 10-8-2017)

IL MINISTRO DELLA SALUTE

Vista la legge 8 marzo 2017, n. 24, recante «Disposizioni in materia di sicurezza delle cure e della persona assistita, nonché' in materia di responsabilità professionale degli esercenti le professioni sanitarie» e, in particolare, l'art. 5;

Considerato che il suddetto art. 5, al comma 1, prevede che «Gli esercenti le professioni sanitarie, nell'esecuzione delle prestazioni sanitarie con finalità preventive, diagnostiche, terapeutiche, palliative, riabilitative e di medicina legale, si attengono, salve le specificità del caso concreto, alle raccomandazioni previste dalle linee guida pubblicate ai sensi del comma 3 ed elaborate da enti e istituzioni pubblici e privati nonché' dalle società scientifiche e dalle associazioni tecnico-scientifiche delle professioni sanitarie iscritte in apposito elenco istituito e regolamentato con decreto del Ministro della salute, da emanare entro novanta giorni dalla data di entrata in vigore della presente legge, e da aggiornare con cadenza biennale.»;

Considerato, altresì, che il successivo comma 2 del citato art. 5 prevede che con il decreto del Ministro della salute, ai fini dell'iscrizione in apposito elenco delle società scientifiche e delle associazioni tecnico-scientifiche delle professioni sanitarie, siano definiti i requisiti minimi di rappresentatività sul territorio nazionale, la costituzione mediante atto pubblico e le garanzie da prevedere nello statuto in riferimento al libero accesso dei professionisti aventi titolo e alla loro partecipazione alle decisioni, all'autonomia e all'indipendenza, all'assenza di scopo di lucro, alla pubblicazione del sito istituzionale dei bilanci preventivi, dei consuntivi e degli incarichi retribuiti, alla dichiarazione e regolazione dei conflitti di interesse e all'individuazione di sistemi di verifica e controllo della qualità della produzione tecnico-scientifica e le procedure di iscrizione all'elenco nonché' le verifiche sul mantenimento dei requisiti e le modalità di sospensione o cancellazione dallo stesso;

Ritenuto, pertanto, di dover provvedere all'istituzione ed alla regolamentazione del suddetto elenco;

Visto il decreto del Presidente della Repubblica 28 dicembre 2000, n. 445, e successive modificazioni, recante «Testo unico delle disposizioni legislative e regolamentari in materia di documentazione amministrativa»;

Visto il decreto legislativo 30 giugno 2003, n. 196, e successive modificazioni, recante «Codice in materia di protezione dei dati personali»;

Decreta:

Art. 1
1. È istituito presso il Ministero della salute l'elenco delle società scientifiche e delle associazioni tecnico-scientifiche delle 11/8/2017 professioni sanitarie, di seguito denominato «elenco», per le finalità di cui all'art. 5, commi 1 e 2, della legge 8 marzo 2017 n. 24, aggiornato con cadenza biennale.

2. Entro novanta giorni dall'entrata in vigore del presente decreto, le società scientifiche e le associazioni tecnico-scientifiche delle professioni sanitarie presentano al Ministero della salute - Direzione generale delle professioni sanitarie e delle risorse umane del Servizio sanitario nazionale l'istanza di iscrizione all'elenco.

3. All'istanza di iscrizione devono essere allegate le dichiarazioni, rese ai sensi del decreto del Presidente della Repubblica 28 dicembre 2000, n. 445, comprovanti il possesso da parte delle società scientifiche e delle associazioni tecnico-scientifiche delle professioni sanitarie dei requisiti di cui all'art. 2, comma 1, lettere a) e b), nonché' i documenti di cui all'art. 2, comma 1, lettera c).

4. L'istanza firmata digitalmente, corredata della documentazione di cui al comma 3 in formato pdf, dovrà essere inviata esclusivamente a mezzo pec al Ministero della salute – Direzione generale delle professioni sanitarie e delle risorse umane del Servizio sanitario nazionale. Il modello per la presentazione dell'istanza potrà essere scaricato sul portale http://www.salute.gov.it/portale/home.html

5. Entro centoventi giorni dalla scadenza del termine di cui al comma 2, il Ministero della salute - Direzione generale delle professioni sanitarie e delle risorse umane del Servizio sanitario nazionale procede, previo parere

delle Federazioni o delle Associazioni professionali maggiormente rappresentative di riferimento, anche ai sensi dell'art. 71 del decreto del Presidente della Repubblica 28 dicembre 2000, n. 445, all'istruttoria delle istanze pervenute, ai fini della pubblicazione dell'elenco sul proprio sito internet.

Art. 2
1. Ai fini dell'iscrizione nell'elenco, le società scientifiche e le associazioni tecnico-scientifiche delle professioni sanitarie devono essere in possesso dei seguenti requisiti:
 a) rilevanza di carattere nazionale, con sezione ovvero rappresentanza in almeno dodici regioni e province autonome, anche mediante associazione con altre società o associazioni della stessa
 professione, specialità o disciplina;
 b) rappresentatività di almeno il 30% dei professionisti non in quiescenza nella specializzazione o disciplina, previste dalla normativa vigente, o nella specifica area o settore di esercizio professionale. Per i medici di medicina generale è richiesto un requisito di rappresentatività di almeno il 15% dei professionisti.
 c) atto costitutivo redatto per atto pubblico e statuto, dai quali si evincano gli elementi di cui al comma 2.
2. Dall'atto costitutivo ovvero dallo statuto devono essere desumibili i seguenti elementi:
 a) denominazione, sede, patrimonio;
 b) specifica dichiarazione di autonomia e indipendenza dell'ente e dei suoi legali rappresentanti anche con riferimento al non esercizio di attività imprenditoriali o partecipazione ad esse, ad
 eccezione delle attività svolte nell'ambito del Programma nazionale di formazione continua in medicina (ECM);
 c) specifica previsione che l'ente non ha tra le finalità istituzionali la tutela sindacale degli associati o che, comunque, non svolge, direttamente o indirettamente, attività sindacale;
 d) previsione della massima partecipazione degli associati alle attività e alle decisioni dell'ente attraverso: indicazione del procedimento per la elezione democratica degli organismi statutari
 con votazione a scrutinio segreto e con durata limitata nel tempo, approvazione da parte dell'assemblea degli iscritti e/o degli organismi statutari, democraticamente eletti, dei bilanci preventivi e dei consuntivi, regolamentazione delle convocazioni dell'assemblea e degli altri organismi associativi nonché' delle modalità con cui l'assemblea stessa e gli altri organismi deliberano;
 e) professione, disciplina specialistica o settore di attività specifico o prevalente, con previsione, per le società scientifiche intercategoriali e/o

interdisciplinari, della possibilità che

possano essere ammessi esclusivamente gli appartenenti alla specifica categoria professionale ovvero i professionisti che esercitano, anche se non in via esclusiva, la specifica attività che la società rappresenta;

f) previsione dell'ammissione, senza limitazioni, di tutti i soggetti in possesso dei requisiti previsti dallo statuto, appartenenti alla categoria professionale o al settore specialistico o disciplina specialistica che operano nelle strutture e settori di attività del Servizio sanitario nazionale, o in regime libero-professionale, ovvero con attività lavorativa nel settore o nell'area interprofessionale che la società o l'associazione rappresenta;

g) assenza di finalità di lucro;

h) previsione dell'obbligo di pubblicazione dell'attività scientifica attraverso il sito web della società o associazione, aggiornato costantemente;

i) previsione della dichiarazione e della regolazione degli eventuali conflitti di interesse;

j) previsione di un Comitato Scientifico per la verifica e controllo della qualità delle attività svolte e della produzione tecnico-scientifica, da effettuare secondo gli indici di produttività scientifica e bibliometrici validati dalla comunità scientifica internazionale;

k) espressa esclusione di retribuzione delle cariche sociali;

l) previsione dell'obbligo di pubblicazione nel sito istituzionale dell'ente dei bilanci preventivi, dei consuntivi e degli incarichi retribuiti;

m) previsione che i legali rappresentanti, amministratori o promotori non abbiano subito sentenze di condanna passate in giudicato in relazione all'attività della società o dell'associazione.

Art. 3

1. Il Ministero della salute - Direzione generale delle professioni sanitarie e delle risorse umane del Servizio sanitario nazionale effettua, periodicamente, verifiche sul mantenimento dei requisiti di cui all'art. 2 e qualora, a seguito delle verifiche effettuate ovvero a seguito di segnalazione delle Federazioni o delle Associazioni professionali maggiormente rappresentative di riferimento, rilevi il venir meno di uno o più requisiti dispone in via cautelare e previa comunicazione agli interessati, la sospensione della società scientifica e dell'associazione tecnico-scientifica delle professioni sanitarie dall'elenco, mediante oscuramento dei relativi dati sul sito Internet del Ministero della salute.

2. Entro trenta giorni dalla comunicazione di cui al comma 1, nel rispetto del principio del contraddittorio, il Ministero della salute - Direzione generale delle professioni sanitarie e delle risorse umane del Servizio sanitario nazionale dispone, con provvedimento motivato, la cancellazione dall'elenco della società scientifica e/o dell'associazione

tecnico-scientifica delle professioni sanitarie ove venga definitivamente accertata l'assenza di uno o più requisiti di

cui all'art. 2, ovvero la revoca della sospensione dall'elenco qualora venga accertata la permanenza dei requisiti medesimi.

Art. 4

1. All'attuazione delle disposizioni derivanti dal presente decreto si provvede nell'ambito delle risorse umane, finanziarie e strumentali disponibili a legislazione vigente e, comunque, senza

nuovi o maggiori oneri per la finanza pubblica.

Il presente decreto è pubblicato nella Gazzetta Ufficiale della

Repubblica italiana.

Roma, 2 agosto 2017
Il Ministro: Lorenzin

DECRETO 29 SETTEMBRE 2017
(II DECRETO ATTUATIVO DELLA L. 24/17)

Istituzione dell'Osservatorio nazionale delle buone pratiche sulla sicurezza nella sanità. (17A07097)
(GU n.248 del 23-10-2017)

IL MINISTRO DELLA SALUTE
Visto il decreto legislativo 30 dicembre 1992, n. 502, e successive modificazioni, recante «Riordino della disciplina in materia sanitaria, a norma dell'art. 1 della legge 23 ottobre 1992, n. 421»;
Visto l'art. 5 del decreto legislativo 30 giugno 1993, n. 266, e successive modificazioni che ha istituito l'Agenzia per i servizi sanitari regionali, sottoposta alla vigilanza del Ministero della salute;
Visto l'art. 2, comma 357, della legge 24 dicembre 2007, n. 244, in virtu' del quale, la suddetta Agenzia ha assunto la denominazione di Agenzia nazionale per i servizi sanitari regionali, quale organo tecnico scientifico del Servizio sanitario nazionale, che svolge attività di ricerca e di supporto nei confronti del Ministro della salute, delle Regioni e delle Province autonome di Trento e di Bolzano;
Vista l'Intesa tra il Governo, le Regioni e le Province autonome di Trento e di Bolzano 20 marzo 2008 (Rep. atti n. 116/CSR), concernente la gestione del rischio clinico e la sicurezza dei pazienti e delle cure che, nel definire un assetto nazionale di governance del rischio clinico, che vede collegati in rete tutti i soggetti istituzionalmente chiamati a contribuire alla sicurezza dei pazienti e delle cure, ha attribuito all'Agenzia nazionale per i servizi sanitari regionali (AGENAS) i compiti di monitoraggio delle buone pratiche per la sicurezza dei pazienti e di Osservatorio nazionale sinistri e

polizze assicurative;

Visto il decreto del Ministro del lavoro, della salute e delle politiche sociali 11 dicembre 2009, recante «Istituzione del sistema informativo per il monitoraggio degli errori in sanità» (SIMES), pubblicato nella Gazzetta Ufficiale n. 8 del 12 gennaio 2010; Visto il decreto del Presidente del Consiglio dei ministri 11 febbraio 2014, n. 59, recante «Regolamento di organizzazione del Ministero della salute» e, in particolare gli articoli 4 e 11;

Vista la legge 8 marzo 2017, n. 24, recante «Disposizioni in materia di sicurezza delle cure e della persona assistita, nonché' in materia di responsabilità professionale degli esercenti le professioni sanitarie»;

Visto, in particolare, l'art. 3, comma 1, della citata legge n. 24 del 2017, il quale prevede che con decreto del Ministro della salute, previa intesa in sede di Conferenza permanente per i rapporti tra lo Stato, le regioni e le province autonome di Trento e di Bolzano sia istituito, senza nuovi o maggiori oneri per la finanza pubblica, presso l'Agenzia nazionale per i servizi sanitari regionali (AGENAS), l'Osservatorio nazionale delle buone pratiche sulla sicurezza nella sanità;

Visto il comma 2 del richiamato art. 3, il quale prevede che l'Osservatorio acquisisce dai Centri per la gestione del rischio sanitario e la sicurezza del paziente, di cui all'art. 2 della richiamata legge n. 24 del 2017, i dati regionali relativi ai rischi ed eventi avversi nonché' alle cause, all'entità, alla frequenza e all'onere finanziario del contenzioso e, anche mediante la predisposizione, con l'ausilio delle società scientifiche e delle associazioni tecnico-scientifiche delle professioni sanitarie di cui all'art. 5 della medesima legge, di linee di indirizzo, individua idonee misure per la prevenzione e la gestione del rischio sanitario e il monitoraggio delle buone pratiche per la sicurezza delle cure nonché' per la formazione e l'aggiornamento del personale esercente le professioni sanitarie;

Ritenuto, pertanto, di provvedere, ai sensi dell'art. 3, comma 1 della predetta legge n. 24 del 2017, all'istituzione dell'Osservatorio nazionale delle buone pratiche sulla sicurezza nella sanità; Acquisita l'Intesa in sede di conferenza permanente per i rapporti tra lo Stato, le Regioni e le Province autonome di Trento e di Bolzano nella seduta del 21 settembre 2017 (Rep. atti n. 156/CSR);

Decreta:

Art. 1
Osservatorio nazionale delle buone pratiche sulla sicurezza nella sanità

1. È istituito presso l'Agenzia nazionale per i servizi sanitari regionali (AGENAS) l'Osservatorio nazionale delle buone pratiche sulla sicurezza nella sanità, di cui all'art. 3 della legge 8 marzo 2017, n. 24, di seguito

«Osservatorio».

2. L'Osservatorio è composto da: a) il direttore generale dell'Agenzia nazionale per i servizi sanitari regionali, con funzioni di coordinatore;

b) il direttore generale della programmazione sanitaria del Ministero della salute;

c) il direttore generale delle professioni sanitarie e delle risorse umane del Servizio sanitario nazionale del Ministero della salute;

d) il direttore generale della digitalizzazione, del sistema informativo sanitario e della statistica del Ministero della salute;

e) il direttore generale della prevenzione sanitaria del Ministero della salute;

f) il direttore generale dei dispositivi medici e del servizio farmaceutico del Ministero della salute;

g) il direttore generale dell'Agenzia italiana del farmaco;

h) il presidente dell'Istituto superiore di sanità;

i) il presidente del Consiglio superiore di sanità;

j) cinque esperti designati dal Ministro della salute;

k) otto rappresentanti delle regioni e delle province autonome, designati dalla commissione salute del coordinamento delle regioni.

3. Le funzioni di supporto tecnico-scientifico delle attività dell'Osservatorio sono svolte dall'Agenzia nazionale per i servizi sanitari regionali.

4. L'Osservatorio, all'atto dell'insediamento, adotta un regolamento, con il quale disciplina l'organizzazione e il funzionamento delle attività.

Art. 2
Funzioni dell'Osservatorio

1. L'Osservatorio di cui all'art. 1, nel rispetto degli indirizzi di programmazione sanitaria nazionale definiti dal Ministero della salute, svolge le seguenti funzioni:

a) acquisisce dai Centri per la gestione del rischio sanitario e la sicurezza del paziente, di cui all'art. 2 della legge n. 24 del 2017, i dati regionali relativi ai rischi, agli eventi avversi ed eventi sentinella, nonché' agli eventi senza danno;

b) acquisisce dai richiamati Centri per la gestione del rischio sanitario e la sicurezza del paziente i dati regionali relativi alle tipologie dei sinistri, alle cause, all'entità, alla frequenza e all'onere finanziario del contenzioso;

c) analizza i dati acquisiti ai sensi delle lettere a) e b);

d) fornisce indicazioni alle Regioni sulle modalità di sorveglianza del rischio sanitario ai fini della sicurezza del paziente;

e) individua idonee misure per la prevenzione e la gestione del rischio sanitario e per il monitoraggio delle buone pratiche per la sicurezza delle cure da parte delle strutture sanitarie, nonché' per la formazione e l'aggiornamento del personale esercente le professioni sanitarie anche attraverso la predisposizione di linee di indirizzo;

f) effettua, sulla base dei dati acquisiti dai Centri per la gestione del rischio sanitario, il monitoraggio delle buone pratiche per la sicurezza delle cure a livello nazionale;

g) trasmette al Ministro della salute, entro e non oltre il 31 dicembre di ciascun anno, una relazione sull'attività svolta.

2. L'Osservatorio, per l'espletamento dei compiti di cui al comma 1, si avvale anche dei dati presenti nel Sistema informativo per il monitoraggio degli errori in sanità (SIMES).

3. Ai fini dello svolgimento delle funzioni di cui al comma 1, lettera e), l'Osservatorio si avvale delle società scientifiche e delle associazioni tecnico-scientifiche delle professioni sanitarie, come individuate ai sensi dell'art. 5 della legge n. 24 del 2017 e può, altresì, avvalersi di rappresentanti delle federazioni e delle associazioni professionali e di esperti nelle specifiche materie trattate, incluse le associazioni dei pazienti.

Art. 3
Disposizioni finali

1. Al funzionamento dell'Osservatorio si provvede nell'ambito delle risorse umane, strumentali e finanziarie disponibili a legislazione vigente e, comunque, senza nuovi o maggiori a carico della finanza pubblica.

2. La partecipazione all'Osservatorio è a titolo gratuito e ai componenti non sono corrisposti gettoni, compensi o altri emolumenti comunque denominati. Le eventuali spese di missione dei componenti sono poste a carico delle amministrazioni di appartenenza.

Art. 4
Entrata in vigore

1. Il presente decreto entra in vigore il quindicesimo giorno successivo alla sua pubblicazione nella Gazzetta Ufficiale della Repubblica italiana.

2. Il presente decreto è trasmesso al competente organo di controllo per la registrazione e pubblicato nella Gazzetta Ufficiale della Repubblica italiana.

Roma, 29 settembre 2017
Il Ministro: Lorenzin

REPORT CONFERENZA STATO-REGIONI
SEDUTA DEL 9 FEBBRAIO 2022

(con approvazione del III Decreto Attuativo della L 24/17 ed invio al Consiglio di stato che rigetterà in toto la norma inviandola nuovamente ai dicasteri preposti)

La Conferenza Stato-Regioni, presieduta dal Ministro per gli Affari Regionali e le Autonomie, Gelmini, ha esaminato il seguente ordine del giorno con gli esiti indicati:

Approvazione del report e del verbale della seduta del 2 febbraio 2022.
APPROVATI
Accordo, ai sensi dell'articolo 4 del decreto legislativo 28 agosto 1997, n. 281, tra il Governo e Regioni e le Province Autonome di Trento e Bolzano sul "Documento programmatico per percorsi della rete di emergenza-urgenza in chirurgia della mano".

SANCITO ACCORDO

2.   Intesa, ai sensi dell'articolo 10, comma 6, della legge 8 marzo 2017, n. 24, sullo schema di decreto del Ministro dello sviluppo economico, di concerto con il Ministro della salute e con il Ministro dell'economia e finanze, recante il regolamento per la determinazione dei requisiti minimi delle polizze assicurative per le strutture sanitarie e sociosanitarie pubbliche e private e per gli esercenti le professioni sanitarie, dei requisiti minimi di garanzia e per le condizioni generali di operatività delle altre analoghe misure, anche di assunzione diretta del rischio e delle regole per il trasferimento del rischio nel caso di subentro contrattuale di un'impresa di

assicurazione, nonché per la previsione nel bilancio delle strutture di un fondo rischi e di un fondo costituito dalla messa a riserva per competenza dei risarcimenti relativi ai sinistri denunciati.

SANCITA INTESA

3. Designazione, ai sensi dell'articolo 2, comma 2, del decreto interministeriale 27 luglio 2021, di un componente presso il Comitato impresa donna istituito dall'articolo 1, comma 104 della legge 30 dicembre 2020, n. 178.

DESIGNAZIONE ACQUISITA

4. Designazione, ai sensi dell'articolo 4, comma 2, del decreto legislativo 9 giugno 2020, n. 47, come modificato dall'articolo 15, comma 2, del decreto legislativo 8 novembre 2021, n. 199, di un rappresentante, con fruizioni consultive, in seno al Comitato ETS.

DESIGNAZIONE ACQUISITA

5. Intesa, ai sensi dell'articolo 9, comma 3, del decreto legislativo 21 maggio 2018, n. 74, sullo schema di decreto del Ministro delle politiche agricole alimentari e forestali concernente i compiti del Comitato tecnico del Sistema Informativo Agricolo Nazionale (SIAN).

SANCITA INTESA

6. Intesa, ai sensi dell'articolo 1, commi 128 e 129, della legge 30 dicembre 2020, n. 178, sullo schema di decreto del Ministro delle politiche agricole, alimentari e forestali, recante
criteri e le modalità di utilizzazione del Fondo per lo sviluppo e il sostegno delle filiere agricole, della pesca e dell'acquacoltura, - filiera vitivinicola.

SANCITA INTESA

7. Intesa, ai sensi dell'articolo 3 del decreto legislativo 28 agosto 1997, n. 281, sullo schema di decreto del Ministro delle politiche agricole, alimentari e forestali recante modifiche al DM 28 maggio 2021 concernente "Disposizioni relative alla proroga di termini e deroghe alla normativa del settore vitivinicolo a seguito delle misure urgenti adottate per il contenimento e la gestione dell'emergenza epidemiologica da COVID-19. Anno 2022".

LA SANITÀ ASSICURATA

SANCITA INTESA

8.   Parere, ai sensi dell'articolo 8, comma 9, della legge 12 dicembre 2016, n. 238, sullo schema di decreto relativo a schedario viticolo, idoneità tecnico-produttiva dei vigneti e rivendicazione annuale delle produzioni, nell'ambito delle misure del SIAN recate dall'articolo 43, comma 1, del decreto-legge 16 luglio 2020, n. 76 convertito con modificazioni dalla legge 11 settembre 2020, n. 120.

PARERE RESO

Schema di decreto del Ministro dello sviluppo economico, di concerto con il Ministro della salute e con il Ministro dell'economia e delle finanze...............2021, n. ....

Regolamento recante la determinazione dei requisiti minimi delle polizze assicurative per le strutture sanitarie e sociosanitarie pubbliche e private e per gli esercenti le professioni sanitarie, i requisiti minimi di garanzia e le condizioni generali di operatività delle altre analoghe misure, anche di assunzione diretta del rischio e le regole per il trasferimento del rischio nel caso di subentro contrattuale di un'impresa di assicurazione, nonché la previsione nel bilancio delle strutture di un fondo rischi e di un fondo costituito dalla messa a riserva per competenza dei risarcimenti relativi a sinistri denunciati, in attuazione dell'articolo 10, comma 6, della legge 8 marzo 2017, n. 24.

IL MINISTRO DELLO SVILUPPO ECONOMICO
di concerto con
IL MINISTRO DELLA SALUTE
e con
IL MINISTRO DELL'ECONOMIA E DELLE FINANZE
VISTO l'articolo 17, comma 3, della legge 23 agosto 1988, n. 400;
VISTA la legge 8 marzo 2017, n. 24, recante «Disposizioni in materia di sicurezza delle cure e della persona assistita, nonché in materia di responsabilità professionale degli esercenti le professioni sanitarie» e, in particolare, l'articolo 10, comma 6, recante «Obbligo di assicurazione», -
VISTA la legge 11 gennaio 2018, n. 3, recante «Delega al Governo in materia di sperimentazione clinica di medicinali nonché disposizioni per riordino delle professioni sanitarie e per la dirigenza sanitaria del Ministero della salute» e, in particolare, l'articolo 11, recante «Modifiche alla legge 8 marzo 2017, n. 24», che abroga i commi 2 e 4 dell'articolo 3 del decreto-legge 13 settembre 2012, n. 158, convertito, con modificazioni, dalla legge

8 novembre 2012, n. 189;
VISTO il decreto legislativo 23 giugno 2011, n. 118 recante Disposizioni in materia di armonizzazione dei sistemi contabili e degli schemi di bilancio delle Regioni, degli enti locali e dei loro organismi, a norma degli articoli 1 e 2 della legge 5 maggio 2009, n. 42 e, in particolare, l'articolo 29, comma 1, lettera g), recante "Principi di valutazione specifici del settore sanitario";
SENTITO l'IVASS — Istituto per la vigilanza sulle assicurazioni;
SENTITA l'ANIA - Associazione nazionale fra le imprese assicuratrici;
SENTITE le Associazioni nazionali rappresentative delle strutture private che erogano prestazioni sanitarie e sociosanitarie, la Federazione nazionale degli ordini dei medici chirurghi e degli odontoiatri, le Federazioni nazionali degli ordini e dei collegi delle professioni sanitarie e le organizzazioni sindacali maggiormente rappresentative delle categorie professionali interessate, nonché le associazioni di tutela dei cittadini e dei pazienti;
ACQUISITA l'intesa della Conferenza permanente per i rapporti tra lo Stato, le regioni e le province autonome di Trento e di Bolzano resa nella seduta del.,. ;
il parere del Consiglio di Stato espresso dalla Sezione consultiva per gli atti normativi nella seduta del. ;
la comunicazione al Presidente del Consiglio dei ministri, ai sensi dell'articolo 17 comma 3, della legge 23 agosto 1988, n. 400;
Adottano
il seguente regolamento:

Titolo I
Disposizioni generali

Art. 1
Definizioni

1. Ai sensi e per gli effetti del presente decreto si applicano le seguenti definizioni:

a) **assicurato:** il titolare dell'interesse coperto dall'assicurazione, la struttura o l'esercente la professione sanitaria o l'esercente attività libero professionale;

b) **contraente:** soggetto che stipula il contratto di assicurazione e si obbliga al pagamento del premio;

c) **assicuratore:** l'impresa autorizzata all'esercizio dell'attività assicurativa nel ramo responsabilità civile generate ai sensi del codice delle assicurazioni private di cui al decreto legislativo 7 settembre 2005, n. 209;

d) **contratto di assicurazione:** il contratto, regolato dall'articolo 1882 e ss. del Codice civile, avente ad oggetto i rischi descritti all'articolo 3 derivanti dall'attività della struttura sanitaria o dell'esercente la professione sanitaria;

e) **denuncia:** atto con il quale l'assicurato deve dare avviso scritto del sinistro, di cui alla lettera o), all'assicuratore;

f) **esercente la professione sanitarie:** il professionista che, in forza di un titolo abilitante, svolge attività negli ambiti delle rispettive competenze, di prevenzione, diagnosi, cura, assistenza e riabilitazione, ricerca scientifica, formazione e ogni attività connessa all'esercizio di una professione sanitaria;

g) **esercente attività libero professionale:** attività svolta dall'esercente la professione sanitaria, anche in convenzione con il Servizio Sanitario Nazionale, a1 di fuori della struttura o all'interno della stessa o di cui si avvale in adempimento della propria obbligazione contrattualmente assunta con il paziente, indipendentemente dalla tipologia di rapporto intercorrente con la struttura o dal ruolo ricoperto;

h) **struttura:** la struttura sanitaria e sociosanitaria pubblica e privata che, a qualunque titolo, renda prestazioni sanitarie a favore di terzi;

i) **fondo rischi:** fondo della struttura con appostazione in bilancio di somme riferentesi ai rischi in corso nell'anno di esercizio e che si protrarranno nell'esercizio successivo;

j) **fondo riserva sinistri:** fondo della struttura con appostazione in bilancio della messa a riserva per competenza dei risarcimenti relativi a sinistri denunciati;

k) **revisore legale:** una persona fisica abilitata a esercitare la revisione legale ai sensi del Codice civile e delle disposizioni del d.lgs. 27 gennaio 2010 n. 39 e iscritta nel Registro ovvero una persona fisica abilitata ad esercitare la revisione legale in un altro Stato membro dell'Unione europea ai sensi delle disposizioni di attuazione della direttiva 2006/43/CE, come modificata dalla direttiva 2014/56/UE, vigenti in tale Stato membro;

l) **Legge:** legge 8 marzo 2017 n. 24;

m) **massimale di garanzia:** la somma massima per importi non inferiori a quelli stabiliti all'articolo 4, liquidabile dall'assicuratore a titolo di risarcimento del danno in seguito a1 verificarsi di un sinistro o nei casi di cui all'ultimo periodo della successiva lettera o);

n) **premio:** l'importo che il contraente paga per acquistare la garanzia offerta dall'assicuratore;

o) **sinistro:** la richiesta di risarcimento danni per i quali e prestata l'assicurazione (criterio c.d. "claims made") ossia qualsiasi formale richiesta scritta avanzata per la prima volta da terzi in vigenza di polizza o durante il periodo di ultrattività di cui all'articolo 5, comma 2, nei confronti dell'assicurato (o, nel caso di azione diretta, nei confronti dell'assicuratore), per il risarcimento dei danni subiti come conseguenza della sua attività; costituisce sinistro anche la citazione dell'assicurato in veste di responsabile civile in un procedimento penale a fronte della costituzione di parte civile da parte del danneggiato. In caso di polizza di cui all'articolo 10, comma 3, della Legge, il sinistro è costituito dall'esercizio dell'azione di responsabilità amministrativa, di rivalsa o surroga previste dagli articoli 9, commi 5 e 6, e 12, comma 3, della Legge. In questi casi, costituisce sinistro anche il ricevimento dell'invito a dedurre da parte del pubblico ministero presso la Corte dei conti, nonché, per la rivalsa civilistica delle strutture sanitarie, la richiesta scritta avanzata per la prima volta dalla struttura in vigenza di polizza nei confronti dell'assicurato, con la quale e ritenuto responsabile per colpa grave a seguito di sentenza passata in giudicato. Fatti diversi da quelli elencati non costituiscono sinistro, ivi inclusa la richiesta della cartella clinica, l'esecuzione del riscontro autoptico/autopsia giudiziaria/autopsia di cui al D.P.R. n. 285 del 1990, la querela e l'avviso di garanzia. Piu richieste di risarcimento presentate all'assicurato o all'assicuratore o alla struttura in conseguenza di una pluralità di eventi riconducibili allo stesso atto, errore od omissione, oppure a più atti, errori od omissioni riconducibili ad una stessa causa, rappresentano nella formula claims made altrettanti sinistri quanti sono gli eventi (nel primo caso) o gli atti, errori od omissioni (nel secondo caso);

p) **misure analoghe:** misure per la copertura della responsabilità civile verso terzi e per la responsabilità civile verso prestatori d'opera che prevedono l'assunzione diretta, totale o parziale, del rischio da parte della struttura;

q) **SIR:** (Self Insurance Retention) quota di rischio non trasferita al mercato assicurativo e gestita in proprio dalla struttura assicurata anche in termini di corrispondente gestione, istruzione e liquidazione del sinistro;

r) **franchigia:** elemento integrante della polizza di assicurazione che costituisce la parte del danno che rimane a carico dell'assicurato ed espressa in valore assoluto. La opposizione di franchigia impegna comunque l'assicuratore alla gestione del sinistro.

Art. 2
Ambito di applicazione

Il presente decreto disciplina:
a) i requisiti minimi di garanzia delle polizze assicurative di cui ai commi 1, 2 e 3 dell'articolo 10 della Legge, per strutture sanitarie e sociosanitarie pubbliche e private e per gli esercenti le professioni sanitarie;
b) i requisiti minimi di garanzia e le condizioni generali di operatività delle altre analoghe misure, in assunzione diretta del rischio, di cui al comma I dell'articolo 10 della Legge;
c) le regole per il trasferimento del rischio nel caso di subentro contrattuale di un'impresa di assicurazione;
d) la previsione nel bilancio delle strutture di un fondo rischi e di un

fondo costituito dalla messa a riserva per competenza dei risarcimenti relativi ai sinistri denunciati.

Titolo II
Requisiti minimi ed uniformi per l'idoneità dei contratti di assicurazione

Art. 3
Oggetto della garanzia assicurativa

1. Per le coperture di cui all'articolo 10, comma 1, della Legge, l'assicuratore, ai sensi dell'articolo 7, commi 1, 2 e 3 della Legge, si obbliga a tenere indenne la struttura dai rischi derivanti dalla sua attività per la copertura della responsabilità contrattuale di quanto sia tenuta a pagare a titolo di risarcimento per danni patrimoniali e non patrimoniali (capitale, interessi e spese) cagionati a terzi e prestatori d'opera dal personale operante a qualunque titolo presso la stessa, compresi coloro che svolgono attività di formazione, aggiornamento, sperimentazione e ricerca clinica, ed estesa alle prestazioni sanitarie svolte nell'ambito di attività di sperimentazione e ricerca clinica ovvero in regime di convenzione con il Servizio sanitario nazionale nonché attraverso la telemedicina. Le coperture di cui all'articolo 10, comma 1, della Legge includono altresì la copertura della responsabilità extracontrattuale degli esercenti la professione sanitaria, anche se scelti dal paziente ed ancorché non dipendenti della struttura, della cui opera la struttura si avvale per l'adempimento della propria obbligazione con il paziente.
2. Per le coperture di cui all'articolo 10, comma 2 della Legge l'assicuratore si obbliga a tenere indenne l'esercente attività libero professionale, in adempimento di un'obbligazione contrattuale direttamente assunta con il paziente, per i danni colposamente cagionati a terzi.
3. Per le coperture di cui all'articolo 10, comma 3 della Legge, l'assicuratore si obbliga a tenere indenne l'esercente la professione sanitaria presso la struttura, a qualunque titolo per tutte le azioni di responsabilità amministrativa, rivalsa o surroga esercitate nei suoi confronti ai sensi e per gli effetti dell'articolo 9, commi 5 e 6 della Legge e, in caso di azione diretta del danneggiato nei confronti dell'assicuratore, ai sensi dell'articolo 12a comma 3 della Legge, ferme le limitazioni dell'articolo 13 della Legge.
4. L'esercente la professione sanitaria può essere garantito da idonea copertura assicurativa anche aderendo a convenzioni o a polizze collettive per il tramite delle strutture pubbliche o private, delle organizzazioni sindacali e delle rappresentanze istituzionali delle professioni sanitarie. L'esercente attività libero professionale può essere garantita da coperture stipulate direttamente dalla struttura.

5. L'assicuratore e l'intermediario pubblicizzano le modalità di acquisto della copertura e le informazioni da fornire all'assicurato, in conformità con la normativa prevista dall'IVASS.

6. In caso di responsabilità solidale dell'assicurato l'assicurazione deve prevedere la copertura della responsabilità per l'intero, salvo il diritto di surrogazione nel diritto di regresso nei confronti dei condebitori solidali.

7. Ad ogni scadenza contrattuale, previo preavviso di almeno 90 giorni, per le coperture di cui ai commi 1, 2 e 3 e prevista la variazione in aumento o in diminuzione del premio di tariffa in vigore all'atto della nuova stipula o del rinnovo, in relazione al verificarsi o meno di sinistri nel corso della durata contrattuale, alla tipologia e al numero di sinistri chiusi con accoglimento della richiesta. È inoltre prevista la variazione in diminuzione in relazione alle azioni intraprese per la gestione del rischio e di analisi sistemica degli incidenti. Le variazioni del premio di tariffa devono essere in ogni caso coerenti e proporzionate alla variazione dei parametri adottati per la definizione del premio stesso.

Art. 4
Massimali minimi di garanzia delle polizze assicurative

1. I massimali minimi di garanzia delle coperture assicurative dei contratti assicurativi obbligatori per la responsabilità civile verso terzi di cui all'articolo 10, comma 1 della Legge, individuati per diverse classi di rischio, sono i seguenti:

a) per le strutture ambulatoriali che non eseguono prestazioni erogabili solo in ambulatori

protetti, ossia ambulatori situati nell'ambito di istituti di ricovero e cura ai sensi del Decreto

del Presidente del Consiglio dei ministri 12 gennaio 2017, ivi compresi i laboratori di analisi, massimale non inferiore ad €. 1.000.000,00 per sinistro ed un massimale per ciascun anno non inferiore al triplo di quello per sinistro;

b) per le strutture che non svolgono attività chirurgica, ortopedica, anestesiologica e parto, ivi comprese le strutture socio sanitarie residenziali e semi residenziali, nonché per le strutture ambulatoriali che eseguono prestazioni erogabili solo in ambulatori protetti, ossia ambulatori situati nell'ambito di istituti di ricovero e cura ai sensi del decreto del Presidente del Consiglio dei Ministri 12 gennaio 2017 o attività odontoiatrica e per le strutture socio-sanitarie, massimale non inferiore a €. 2.000.000,00 per sinistro e massimale per ciascun anno non inferiore al triplo del massimale per sinistro;

c) per le strutture che svolgono anche attività chirurgica, ortopedica, anestesiologica e parto, massimale non inferiore a € 5.000.000,00 per

sinistro e massimale per ciascun anno non inferiore al triplo del massimale per sinistro;
d) per i sinistri di cui all'ultimo periodo dell'articolo 1, comma 1, lettera o), massimale per sinistro e per anno non inferiore al triplo del massimale per sinistro di cui alle lettere a), b) e c), indipendentemente dal numero dei danneggiati;
2. I massimali minimi di garanzia delle coperture assicurative dei contratti assicurativi obbligatori di cui all'articolo 10, comma 2 della Legge, individuati per diverse classi di rischio, sono i seguenti:
a) per gli esercenti la professione sanitaria che non svolgono attività chirurgica, ortopedica, anestesiologica e parto: massimale non inferiore a €. 1.000.000,00 per sinistro e massimale per ciascun anno non inferiore al triplo del massimale per sinistro;
b) per gli esercenti la professione sanitaria che svolgono anche attività chirurgica, ortopedica, anestesiologica e parto: massimale non inferiore a €. 2.000.000,00 per sinistro e massimale per ciascun anno non inferiore al triplo del massimale per sinistro;
c) per i sinistri di cui all'ultimo periodo dell'articolo 1, comma 1, lettera o): massimale per sinistro e per anno non inferiore al triplo del massimale per sinistro di cui alle lettere a) e b), indipendentemente dal numero dei danneggiati.
3. I massimali di garanzia delle coperture assicurative per ciascun sinistro e per ciascun anno dei contratti assicurativi obbligatori di cui all'articolo 10, comma 3 della Legge, corrispondono agli importi previsti dall'articolo 9, commi 5 e 6 della Legge. I limiti degli importi previsti non si applicano nei confronti degli esercenti attività libero professionale di cui all' articolo 3, comma 2.
4. Il massimale minimo di garanzia delle coperture assicurative relative ai contratti assicurativi obbligatori per la responsabilità civile verso i prestatori d'opera è pari a €. 2.000.000,00 per sinistro e per anno.
5. I massimali di garanzia di cui ai commi 1, 2 e 4 possono essere rideterminati annualmente con decreto del Ministro dello sviluppo economico, di concerto con il Ministro della salute, in relazione all'andamento del Fondo di garanzia per i danni derivanti da responsabilità sanitaria per le ipotesi di cui all'art. 14, comma 7, lettera a) della Legge.

Art. 5
Efficacia temporale della garanzia

1. La garanzia assicurativa è prestata nella forma "claims made", operando per le richieste di risarcimento presentate per la prima volta nel periodo di vigenza della polizza e riferite a fatti generatori della responsabilità verificatisi in tale periodo e nei dieci anni antecedenti la

conclusione del contratto assicurativo. In caso di rinnovo, la garanzia assicurativa opera fin dalla decorrenza della prima polizza. In caso di sinistro di cui nell'ultimo periodo dell'articolo 1, comma 1, lettera o), la garanzia assicurativa opera per il sinistro denunciato a partire dalla prima richiesta.

2. In caso di cessazione definitiva per qualsiasi causa dell'attività dell'esercente la professione sanitaria, ivi compreso l'esercente attività libero professionale, è previsto un periodo di ultrattività della copertura per le richieste di risarcimento presentate per la prima volta entro i dieci anni successivi alla cessazione dell'attività e riferite a fatti generatori della responsabilità verificatisi nel periodo di efficacia della polizza, incluso il periodo di retroattività della copertura, ai sensi dell'articolo 11, comma 1 della Legge. L'ultrattività è estesa agli eredi e non è assoggettabile alla clausola di disdetta. Tale copertura, per tutta la sua durata, prevede un massimale pari a quello della polizza di assicurazione in corso al momento della cessazione.

3. A parziale deroga dell'art. 1913 Codice civile e fatte salve le norme in materia di prescrizione dei diritti assicurativi di cui all'art. 2952, commi 2 e 3 del Codice civile, in caso di sinistro denunciato ai sensi dei commi 1 e 2, l'assicurato deve darne avviso all'assicuratore entro 30 giorni da quello in cui la richiesta è pervenuta o l'assicurato ne ha avuta conoscenza. Non è necessario l'avviso se l'assicuratore interviene entro il predetto termine alle operazioni di salvataggio o di constatazione del sinistro.

Art. 5-bis
Diritto di recesso dell'assicuratore

1. In vigenza della polizza e nel periodo di ultrattività della stessa, l'assicuratore non può esercitare il diritto di recesso dal contratto a seguito della denuncia del sinistro o del suo risarcimento.

2. L'assicuratore può recedere dal contratto prima della scadenza solo in caso di reiterate condotta gravemente colposa dell'esercente la professione sanitaria, accertata con sentenza definitiva che abbia comportato il pagamento di un risarcimento del danno.

Art. 6
Obblighi di pubblicità e trasparenza in capo alle strutture e agli esercenti le professioni sanitarie

1. Le strutture e gli esercenti le professioni sanitarie sono tenuti a rispettare gli obblighi di pubblicità e trasparenza previsti, rispettivamente, dall'articolo 10, comma 4 della Legge, e dall'articolo 3, comma 5, lettera e) del decreto-legge 13 agosto 2011, n. 138, convertito, con modificazioni,

dalla legge 14 settembre 2011, n. 148.
2. Le strutture rendono disponibili, mediante pubblicazione sul proprio sito internet, i dati relativi a tutti i risarcimenti liquidati nell'ultimo quinquennio, relativi a lesioni personali, decessi, lesioni di privacy, consenso legati all'esercizio dell'attività di prevenzione, diagnosi, cura, assistenza e riabilitazione, ricerca scientifica, formazione e ogni altra attività connessa all'esercizio di una professione sanitaria, verificati nell'ambito dell'esercizio delle attività della funzione di risk management di cui all'articolo 15, prevista dall'articolo 1, comma 539 della legge 28 dicembre 2015, n. 208.

Art. 7
Eccezioni opponibili

1. Sono opponibili al danneggiato, previa sottoscrizione di clausola contrattuale da approvare specificamente per iscritto, le seguenti eccezioni:
a) i fatti dannosi derivanti dallo svolgimento di attività che non sono oggetto della copertura assicurativa;
b) fatti generatori di responsabilità verificatisi e le richieste di risarcimento presentate al
di fuori dei periodi contemplati dall'articolo 5;
c) le limitazioni del contratto assicurativo di cui all'articolo 1, comma 1, lettere q) ed r), con riferimento alle coperture assicurative di cui al comma 1 dell'articolo 10 delle Legge;
d) il mancato pagamento del premio.

Titolo III
Requisiti minimi di garanzia e condizioni di operatività delle misure analoghe

Art. 8
Misure analoghe alle coperture assicurative

1. Le strutture sanitarie, ai fini della copertura di cui all'articolo 3, comma 1 e 4, possono ricorrere, in alternativa al contratto di assicurazione, alle misure analoghe di cui all'articolo 1, comma 1, lettera p).
2. La scelta di operare mediante assunzione diretta del rischio deve risultare da apposita delibera approvata dai vertici delle strutture sanitarie che ne evidenzia, altresì, le modalità di funzionamento, eventualmente unitario, anche per la gestione dei processi di acquisto dei servizi assicurativi e le motivazioni sottese.

Art. 9
Fondo rischi

1. La struttura che opera mediante assunzione diretta del rischio costituisce un fondo specifico a copertura dei rischi individuabili al termine dell'esercizio e che possono dar luogo a richieste di risarcimento a carico della struttura.
2. L'importo accantonato ai sensi del comma 1:
a) tiene conto della tipologia e della quantità delle prestazioni erogate e delle dimensioni della struttura ed è sufficiente a far fronte, nel continuo, al costo atteso per i rischi in corso al termine dell'esercizio;
b) è utilizzato esclusivamente per il risarcimento danni derivante dalle prestazioni sanitarie erogate senza vincolo di indisponibilità in termini di cassa.
3. Qualora, a seguito dell'utilizzo del fondo, il residuo importo sia ritenuto insufficiente a far fronte ai rischi in corso nell'esercizio, il fondo deve essere immediatamente ricostituito e comunque entro l'esercizio in corso, salva la possibilità di stipulare apposita polizza assicurativa a copertura dell'eventuale esaurimento del fondo.

Art. 10
Fondo riserva sinistri

1. In aggiunta a quanto richiesto dall'articolo 9, la struttura costituisce un fondo messa a riserva per competenza dei risarcimenti relativi a sinistri che comprende l'ammontare complessivo delle somme necessarie per far fronte alle richieste di risarcimento presentate nel corso dell'esercizio o nel corso di quelli precedenti, relative a sinistri denunciati e non ancora pagati e relative spese di liquidazione.

Art. 10-bis
Interoperabilità tra fondo rischi e fondo riserva sinistri

1. Al fine di evitare una duplicazione degli importi accantonati per uno stesso evento, e prevista la trasmigrazione dal fondo di cui all'articolo 9, alimentato tramite accantonamenti annuali in relazione ai sinistri individuabili a fine esercizio, al fondo di cui all'art. 10, per la parte dell'accantonamento di detto fondo rischi corrispondente agli eventi rilevati e successivamente denunciati.

Art. 11
Certificazione del Fondo Rischi e del Fondo riserva sinistri

La congruita degli accantonamenti di cui agli articoli 9 e 10 e certificata da un revisore legale ovvero dal collegio sindacale che rilascia un giudizio di

sufficienza o attesta le ragioni per cui è impossibile esprimere un giudizio.
2. Si applicano le disposizioni di cui all'articolo 1, commi 5 e 5-bis del decreto-legge 18 gennaio 1993, n. 9, convertito, con modificazioni, dalla legge 18 marzo 1993, n. 67, alla quota dei fondi di cui agli articoli 9 e 10 riferita a somme dovute in quanto definitivamente stabilite in sede giudiziale o stragiudiziale a titolo di risarcimento del danno.

Art. 12
Subentro contrattuale di un'impresa di assicurazione.

Nel caso di subentro contrattuale di un'impresa di assicurazione, l'operatività della copertura è limitata alle richieste di risarcimento pervenute per la prima volta a partire dalla decorrenza del periodo di vigenza della polizza e riferite a fatti generatori della responsabilità verificatisi in tale periodo e nei dieci anni antecedenti la conclusione del contratto assicurativo.
2. Per quanto non compreso nella copertura prestata dall'assicuratore e fino alla chiusura dei sinistri aperti, la struttura è tenuta alla copertura di quanto garantito in assunzione diretta del rischio e di questo si tiene conto, per gli adempimenti previsti agli articoli 9, 10 e 11.

Art. 13
Rapporti tra assicuratore e struttura nella gestione del sinistro

1. Fermo restando quanto previsto all'articolo 7, i rapporti tra assicuratore e struttura nei casi in cui una quota del rischio sia condotta in auto-ritenzione del rischio o di franchigia, sono rimessi ad appositi protocolli di gestione obbligatoriamente stipulati tra le parti ed inseriti in polizza, volti a disciplinare, in particolare, i criteri e le modalità di gestione coordinata, liquidazione e istruzione del sinistro, nonché di valutazione del danno da risarcire. I protocolli di gestione garantiscono il massimo coordinamento tra l'assicuratore e la struttura, nei processi liquidativi, anche ai fini di una formulazione condivisa dell'offerta, a tutela dei terzi danneggiati e della qualità del servizio complessivamente erogato.
2. La struttura, in completa o parziale auto-ritenzione del rischio, o con copertura assicurativa, gestisce il sinistro, anche avvalendosi di un apposito Comitato Valutazione Sinistri, proprio o in convezione, previa individuazione del ruolo e delle funzioni con apposito regolamento.

Art. 14
Funzioni per il governo del rischio assicurativo e valutazione dei sinistri

1. La struttura istituisce al proprio interno, senza nuovi o maggiori oneri per la finanza pubblica, la funzione valutazione dei sinistri in grado di valutare sul piano medico-legale, nonché clinico e giuridico, la pertinenza e la fondatezza delle richieste indirizzate alla struttura. Tale funzione dovrà fornire il necessario supporto ai fini della determinazione di corrette e congrue poste da inserire in bilancio relativamente ai fondi di cui agli articoli 9 e 10. Le competenze minime obbligatorie, interne o esterne, che la struttura deve garantire, sono le seguenti:
a) medicina legale,
b) "loss adjuster",
c) avvocato o altra figura professionale, con competenze giuridico legali, dell'ufficio aziendale incaricato della gestione dei sinistri;
d) gestione del rischio ("risk management").
2. Il processo di stima dei fondi, in applicazione degli specifici principi contabili di riferimento, laddove necessario, potrà richiedere particolari conoscenze e l'utilizzo di tecniche probabilistico attuariali e idonee esperienze ai fini della misurazione dei relativi oneri da fronteggiare con la costituzione dei fondi di cui agli articoli 9 e 10.

Art. 15
Gestione del rischio assicurativo

1. La struttura identifica annualmente i principali rischi di responsabilità civile in ambito sanitario cui la stessa e esposta e le azioni necessarie per la loro mitigazione senza nuovi o maggiori oneri per la finanza pubblica.
2. La struttura ha il compito di valutare, gestire e monitorare i rischi in un'ottica attuale e prospettica, anche al fine, nel caso di ricorso all'assicurazione, di fornire all'assicuratore le informazioni minime sul rischio specifico da assicurare per la corretta quotazione del premio, attraverso un processo di analisi che include una valutazione sia delle prestazioni sanitarie offerte sia dell'utenza che ne usufruisce.
3. Per la determinazione del fondo rischi e del fondo riserva sinistri, i processi di valutazione, di cui la struttura si dota, sono effettuati su base continuativa, anche per tenere conto dell'insorgenza di nuovi rischi nascenti dall'offerta di nuove prestazioni sanitarie o dal mutamento di quelle già fomite.
4. La struttura predispone una relazione annuale sull'adeguatezza ed efficacia dei processi di valutazione dei rischi, sul raffronto tra le valutazioni effettuate e i risultati emersi, nonché sulle criticità riscontrate, proponendo i necessari interventi migliorativi.

Art. 16

Norme transitorie e finali

1. Per quanto non espressamente previsto dal presente decreto si fa rinvio agli articoli 1882 e seguenti del Codice civile.
2. Entro 24 mesi dall'entrata in vigore del presente decreto gli assicuratori adeguano i contratti di assicurazione in conformità ai requisiti minimi di cui al presente decreto nel rispetto delle disposizioni vigenti in materia.
3. Le polizze pluriennali aggiudicate nell'ambito di bandi pubblici, ove non liberamente rinegoziabili tra le parti, restano in vigore fino alla scadenza naturale del contralto e comunque non oltre 24 mesi dall'entrata in vigore del presente decreto.
4. Le strutture sanitarie adeguano le misure organizzative e finanziarie previste al Titolo III entro 24 mesi dall'entrata in vigore del presente decreto.

Art.17
Clausola di invarianza finanziaria

1. Le amministrazioni interessate provvedono all'attuazione delle disposizioni di cui al presente decreto nell'ambito delle risorse umane, strumentali e finanziarie disponibili a legislazione vigente e comunque senza nuovi o maggiori oneri per la finanza pubblica.

Il presente decreto, munito del sigillo dello Stato, sarà inserito nella Raccolta ufficiale degli atti normativi della Repubblica italiana. E fatto obbligo a chiunque spetti di osservarlo e di farlo osservare.

Relazione illustrativa

Il presente schema di decreto regolamento è strutturato in tre titoli e consta di sedici articoli.
Il Titolo I - Disposizioni generali, individua definizione ed ambito di applicazione, e si compone di due articoli.
L'articolo 1 fornisce le definizioni da applicare al provvedimento in oggetto. Tra le principali definizioni, si richiamano le lettere f) e g), con le quali si individuano gli esercenti le professioni sanitarie e attività libero professionale, nonché la lettera o), recante la definizione di sinistro secondo il principio del claims made, nonché il riferimento a più richieste di risarcimento presentate all'assicurato o all'assicuratore o alla struttura in conseguenza di una pluralità di eventi riconducibili allo stesso atto, errore od omissione, oppure a più atti, errori ed omissioni riconducibili ad una stessa causa.
Sono infine definite le cd. misure analoghe, la SIR — Self Insurance

Retention (quota di rischio non trasferita al mercato assicurativo e gestita in proprio dalla struttura assicurata anche in termini di gestione, istruzione e liquidazione del sinistro) e la franchigia (elemento integrante della polizza di assicurazione che costituisce la parte del danno che rimane a carico dell'assicurato ed espressa in valore assoluto. La opposizione di franchigia impegna comunque l'assicuratore alla gestione del sinistro).

L'articolo 2 del proposto schema definisce l'oggetto dell'intervento normativo ovvero l'ambito di applicazione. Il proposto regolamento infatti, disciplina i requisiti minimi di garanzia delle polizze assicurative di cui ai commi 1, 2 e 3 dell'articolo 10 della legge n. 24 dell'8 marzo 2017 per strutture sanitarie e socio-sanitarie pubbliche e private e per gli esercenti le professioni sanitarie; definisce i requisiti minimi di garanzia e le condizioni generali di operatività delle altre analoghe misure, in assunzione diretta del rischio, di cui al comma 1 del citato articolo 10; fornisce regole per il trasferimento del rischio nel caso di subentro contrattuale di un'impresa di assicurazione; ed infine, definisce la previsione, nel bilancio delle strutture in argomento, di un fondo rischi e di un fondo costituito dalla messa a riserva per competenza dei risarcimenti relativi ai sinistri denunciati.

Il Titolo II - Requisiti minimi ed uniformi per l'idoneità dei contratti di assicurazione, reca disposizioni utili a fornire agli operatori i requisiti minimi per l'idoneità dei contratti di assicurazione, al fine di renderli quanto più uniformi alla pratica di mercato, fornendo così, adeguati livelli di garanzia agli operatori. Il titolo si compone di sei articoli.

L'articolo 3 individua l'oggetto della garanzia assicurativa, al fine di dare certezza alle imprese assicurative e agli assicurati (strutture ed esercenti) degli ambiti di ciascuna polizza. Il testo proposto obbliga l'assicuratore a tenere indenne la struttura sanitaria dai rischi derivanti dalla sua attività per la copertura della responsabilità contrattuale e per la copertura della responsabilità extracontrattuale degli esercenti la professione sanitaria. L'articolo propone lo stesso livello di garanzia nei casi in cui l'esercente della professione sanitaria è scelto dal paziente, e dipendente della struttura o non dipendente dalla struttura, allo scopo di ampliare il livello di protezione del paziente in tutti i casi amministrativamente possibili.

È previsto che l'esercente la professione sanitaria per essere garantito da idonea copertura assicurativa anche aderendo a convenzioni o a polizze collettive per il tramite delle strutture pubbliche o private, delle organizzazioni sindacali e delle rappresentanze istituzionali delle professioni sanitarie e che l'esercente attività libero professionale può essere garantito da coperture stipulate direttamente dalla struttura.

Il medesimo articolo, con l'intento di valorizzare il sistema di prevenzione del rischio sanitarie introdotto dalla Legge delega e nell'ottica della più corretta quotazione del rischio, prevede, altresì, la variazione in diminuzione in relazione alle azioni intraprese per la gestione del rischio e di analisi sistemica degli incidenti (come ad esempio l'applicazione di buone pratiche per la sicurezza del paziente evidence based, 1'utilizzo a regime di un sistema di segnalazione e analisi degli eventi avversi. Al fine di garantire l'operatività delle previsioni e previsto, al successivo art. 16, comma 5, che le disposizioni di cui all'art. 3, commi 7 e 8 si applicano per i fatti generativi di responsabilità che si sono realizzati a decorrere dal 31 dicembre 2022.

L'articolo 4 individua i massimali minimi di garanzia delle polizze assicurative, per le ipotesi di cui all'articolo 10, comma 1, della legge (strutture ambulatoriali, che non svolgono attività chirurgica e per quelle che la svolgono), per le ipotesi di cui all'articolo 10, comma 2, della legge (per le medesime classi di rischio) e per le ipotesi di cui all'articolo 10, comma 3 della medesima legge. La norma prevede, in conformità con le disposizioni legislative, la rideterminazione dei massimali in relazione all'andamento del Fondo di garanzia per i danni da responsabilità sanitaria.

L'articolo 5 definisce l'efficacia temporale della garanzia assicurativa, nella forma "claims made", ovvero operando per le richieste di risarcimento presentate per la prima volta ne1 periodo di vigenza della polizza e riferite a fatti generatori della responsabilità verificatisi in tale periodo e nei dieci anni antecedenti la conclusione del contratto assicurativo.

La disposizione richiama altresì le ipotesi di ultrattività regolate direttamente dalla Legge, nonché la procedura di preavviso da parte dell'assicurato avuto riguardo ai casi di sinistro denunciati ai sensi dei commi 1 e 2 de1l'articolo 10 della Legge.

L'articolo 5-bis disciplina i limiti al diritto di recesso da parte dell'assicuratore, limitandolo ai casi di reiterata condotta gravemente colposa dell'esercente la professione sanitaria accertata con sentenza definitiva che abbia comportato il pagamento di un risarcimento del danno.

L'articolo 6 disciplina gli obblighi di pubblicità e trasparenza in capo alle strutture e agli esercenti le professioni sanitarie, il cui rilievo va evidenziato anche ai fini dell'applicazione del sistema bonus-malus, più sopra descritto.

L'articolo 7 regola il sistema delle eccezioni opponibili, indicando che sono opponibili al danneggiato, previa sottoscrizione di clausola contrattuale da approvare specificamente per iscritto: a) i fatti dannosi derivanti dallo svolgimento di attività che non sono oggetto della coperture assicurativa; b) fatti generatori di responsabilità verificatisi e le richieste di risarcimento presentate al di fuori dei periodi contemplati dall'articolo 5; c) le limitazioni quantitative del contratto assicurativo di cui all'artico1o 1, comma 1, lettere r) e s) con riferimento alle coperture assicurative di cui al comma 1 dell'artico1o 10 della Legge; d) il mancato pagamento del premio.

Il Titolo III - Requisiti minimi di garanzia e condizioni di operatività delle misure analoghe è composto da nove articoli, cost di seguito individuati.

L'articolo 8 stabilisce che le strutture sanitarie possono ricorrere, in alternativa al contratto di assicurazione, alle misure analoghe di copertura previste dalla legge, previa apposita delibera approvata dai vertici delle strutture sanitaria che ne evidenzia, altresì, le modalità di funzionamento, eventualmente unitario, anche per la gestione dei processi di acquisto dei servizi assicurativi e le motivazioni sottese.

Gli articoli 9, 10 e 10-bis disciplinano la costituzione del Fondo rischio e del Fondo riserva sinistri (già previsti dalla legge), stabilendone le finalità di scopo, le condizioni di operatività e il relativo sistema di ricostituzione ed interoperabilità dei fondi, al fine di evitare la duplicazione degli importi, accantonati mediante attualizzazione del rischio e la rimodulazione degli stessi.

L'articolo 11 prevede l'obbligo di certificazione dei Fondi, in termini di congruità degli accantonamenti, da parte del revisore legale o del collegio sindacale, con applicazione delle norme sulla impignorabilità delle somme dovute in via definitiva a titolo di risarcimento del danno.

L'articolo 12 disciplina il subentro contrattuale di un'impresa di assicurazione, limitandone l'operatività della copertura alle richieste di risarcimento pervenute per la prima volta a partire dalla decorrenza del periodo di vigenza della polizza e riferita a fatti generatori della responsabilità verificatisi in tale periodo e nei dieci anni antecedenti.

L'articolo 13 reca la disciplina dei rapporti tra assicuratore e struttura nella gestione del sinistro nei casi in cui una quota del rischio sia condotta in auto-ritenzione del rischio.

Si fa riferimento, pertanto, ad appositi protocolli di gestione stipulati tra le parti ed inseriti in polizza, volti a disciplinare, in particolare, i criteri e le modalità di gestione coordinata, liquidazione e istruzione del sinistro, nonché di valutazione del danno da risarcire. I protocolli di gestione garantiscono il massimo coordinamento tra l'assicuratore e la struttura, anche ai fini di una formulazione condivisa dell'offerta, a tutela dei terzi danneggiati e della qualità del servizio complessivamente erogato. La struttura, in completa o parziale auto ritenzione del rischio, o con copertura assicurativa, gestisce il sinistro, anche avvalendosi di un apposito Comitato ove previsto.

L'articolo 14 individua le funzioni per il Governo del rischio e la gestione dei sinistri.

È stabilito che la struttura sanitaria istituisca al proprio interno la funzione di valutazione dei sinistri anche ai fini del corretto inserimento delle poste in bilancio per i Fondi di garanzia.

Le competenze minime obbligatorie, interne o esterne, che la struttura deve garantire, sono le seguenti: a) medicina legale; b) loss adjuster; c) avvocato o altra figura professionale, con competenze giuridico legali, dell'ufficio aziendale incaricato della gestione dei sinistri; d) gestione del rischio ("risk management").

L'articolo 15 regola, infine, la gestione dei rischi, stabilendo che per la determinazione del fondo rischi e del fondo riserva sinistri, la struttura rispetta una serie di principi atti a garantire che i processi di valutazione siano affidabili ed efficaci nel continuo.

L'articolo 16 reca le norme transitorie e finali prevedendo che i contratti di assicurazione devono essere adeguati entro 24 mesi dall'entrata in vigore del decreto, come anche le misure organizzative e finanziarie delle analoghe misure.

LA SANITÀ ASSICURATA

CONCLUSIONI FINALI

LA SANITÀ ASSICURATA

"*Il lavoro nobilita l'uomo*" questo cita un famoso proverbio che vede la fatica dell'individuo quale mezzo per ascendere ad un livello superiore di crescita personale.

Stan Lee, un famosissimo fumettista, editore, produttore cinematografico e televisivo statunitense una volta disse "*Finché mi diverto, non sento il bisogno di andare in pensione.*"

Queste due affermazioni racchiudono in poche parole tantissimi significati e interpretazioni ma una sola è la costante: se si ama il proprio lavoro, la propria professione, questo va difeso e protetto dalle insidie degli eventi.

Colleghi, clienti e amici spesso mi chiedono dove trovi il tempo e la voglia di scrivere, curare gli articoli del blog, i post sui social e somministrare formazione sul settore assicurativo. Amo il mio lavoro e, ancor di più, provo una passione sfrenata per il settore sanitario che mi porta a tenermi sempre formato e informato su tutte le novità normative e tecniche che riguardano i rischi in sanità.

Sin da piccolo ho sempre guardato con grande ammirazione i medici e il loro mondo, spesso sono stato loro ospite, come paziente, altre volte il loro consulente, amico e confidente. Ho sempre apprezzato il loro lavoro, il loro modo di essere, la loro innegabile passione. Ho cercato sempre di osservare oltre la loro freddezza, la razionalità, la precisione e sono riuscito a scovare gli uomini e le donne che si celano sotto quel bianco costume da supereroi.

Persone che vivono in corsia, che combattono contro la sofferenza, il dolore, la morte! Individui che la mattina prima di uscire di casa per recarsi in ospedale, in clinica o presso il proprio studio, lasciano sul proprio comodino la loro famiglia, i loro problemi di salute, la propria vita, dedicandosi all'altrui salute.

Esseri umani, come tali soggetti all'errore nel compimento della propria attività, come qualsiasi altro lavoratore.

Il concetto è proprio questo, le norme che si sono susseguite nel corso del tempo hanno sempre interpretato questa professione, in un modo o nell'altro, in maniera molto più complicata e, se vogliamo, anche più dura rispetto alle altre professioni. Questo atteggiamento delle istituzioni, dell'impianto normativo, dei *mass media* non reca imparzialità a chi, oggi, ci accompagna dalla nascita all'ultimo respiro.

Ho sempre pensato che il senso della mia professione non fosse quello di vendere contratti di assicurazione bensì di consigliare al mio cliente la miglior copertura assicurativa che calzasse appieno le proprie esigenze di rischio ed è per questo che credo fortemente nella massima diffusione della cultura assicurativa! Sapere è potere!

Gli intermediari alle prime armi in questo settore otterranno le basi per poter affrontare questo rischio con la stessa passione con la quale sono state trasmesse a me; quelli più esperti potranno trovare giovamento in un ripasso generale delle coperture illustrate e magari saper trasmettere al proprio cliente una consulenza imparziale sugli argomenti trattati con una maggiore sicurezza.

Ti ringrazio per aver letto queste pagine, spero vivamente che ti possano essere state utili indipendentemente dal lavoro che fai… Ma ricorda che questa è solo una piccola e stringata sintesi di tutti i problemi legati a questo argomento!

Considerato tutto quello che hai letto: riuscirai a districarti in questo ambito così particolare e pieno di clausole, scritte in piccolo, insidie e trabocchetti giuridici?

Troverai la migliore soluzione alle tue esigenze assicurative in materia RC Professionale senza un'attenta analisi della tua reale attività svolta?

Ti affiderai, anche solo per un semplice preventivo, a una sola compagnia di assicurazione, senza fare una preventiva e oculata ricerca nel mercato assicurativo?

Anche se trovassi diverse quotazioni di altrettante compagnie assicurative, saresti proprio sicuro di essere in grado, in via del tutto autonoma, di analizzarne il normativo per costatare se è effettivamente confacente alle tue esigenze di copertura?

Se dovessi avere necessità nella sezione contatti sul sito www.medmalinsurance.it c'è il mio numero, chiamami!

LA SANITÀ ASSICURATA

"Tutto ciò che può essere cambiato sarà cambiato
fino a che non ci sarà più tempo per cambiare niente."
[Prima legge dei lavori di gruppo]
ARTHUR BLOCH

SITOGRAFIA E FONTI BIBLIOGRAFICHE

SITOGRAFIA

www.quotidianosanita.it
https://www.quotidianosanita.it/governo-e-parlamento/articolo.php?articolo_id=102192
www.mediass.it
www.assimedici.it
www.chubb.com
https://www.aig.co.it/aziende
www.das.it
www.fiass.it
www.anra.it
www.pltv.it
www.marsh.it
https://www.marsh.com/it/it/industries/healthcare/insights/medmal-report-2022.html
https://medicinaediritto.it/
https://responsabilitasanitaria.it/
www.amtrust.it
www.altalex.com
www.studiocataldi.it
www.ivass.it/normativa/index.html
www.salute.gov.it
www.portale.fnomceo.it
www.diritto.it
www.ilsole24ore.com
www.gazzettaufficiale.it
www.pltvbroker.it
www.aniasafe.it
https://it.wikipedia.org/wiki/Pagina_principale

https://www.italiaoggi.it/
www.thmr.com
https://aiba.it/norme-di-autoregolamentazione/
https://www.gazzettaufficiale.it/eli/id/1978/12/28/078U0833/sg
https://def.finanze.it/DocTribFrontend/getAttoNormativoDetail.do?ACT ACT=getSommario&id=%7B4278C453-F5B5-4FEE-A1C1-6C6327454223%7D
https://def.finanze.it/DocTribFrontend/decodeurn?urn=urn:doctrib:AEN:RIS:2003-09-09;178

FONTI BIBLIOGRAFICHE

GELLI F., HAZAN M., ZORZIT D. (a cura di), *La Nuova Responsabilità Sanitaria e la Sua Assicurazione – Commento sistematico alla legge 8 marzo 2017, n. 24 (cd. Legge Gelli)*, Milano, Dott. A. Giuffrè Editore S.p.A., 2017.

AA.VV., GENOVESE U., MARTINI F. (a cura di), *La nuova responsabilità professionale in Sanità – Commentario alla Riforma Gelli-Bianco (L. 8 marzo 2017, n. 24)*, Santarcangelo di Romagna (RN), Maggioli S.p.A., 2017.

IANNONE ROBERTO F., *La responsabilità medica dopo la riforma Gelli – Bianco (legge 24/2017)*, Modugno (BA), Ad Maiora s.r.l.s., 2017.

G. MARSEGLIA, L. VIOLA, *La responsabilità penale e civile del medico*, Halley Editrice, 2007.

IANNONE ROBERTO F., *Omessa o tardiva diagnosi prenatale: profili risarcitori*, Giuffrè Editore, 2018.

LA SANITÀ ASSICURATA

INFORMAZIONI SULL'AUTORE

Claudio Grotti - Ideatore, regista e promotore del progetto Medical Malpractice Insurance, nel 2016 con le sue sole forze e la sua esperienza crea dal nulla il sito Medmalinsurance.it. Classe 1975, dopo gli studi universitari diventa un imprenditore di successo nel campo immobiliare affacciandosi di riflesso, negli anni Duemila, al settore assicurativo del Ramo Danni, specializzandosi nelle Globali Fabbricati. Nel 2007 differenzia le proprie mire clientelari dagli immobili al rischio medico sanitario, del quale, fino al 2015, ne fa il proprio *core business* assieme al *property*.

Nello stesso anno, si affaccia al mondo del brokeraggio, divenendo *account manager* di una società del Nord Italia: un'ottima scuola di formazione che incoraggia lo stesso ad affinare sia la propria formazione commerciale che quella tecnica, frequentando corsi di formazione e *risk management*.

Pubblica nel 2018 il suo primo libro "Le 10 Domande..." in autopubblicazione su Amazon.

www.ingramcontent.com/pod-product-compliance
Lightning Source LLC
Chambersburg PA
CBHW020642220526

45464CB00001B/256